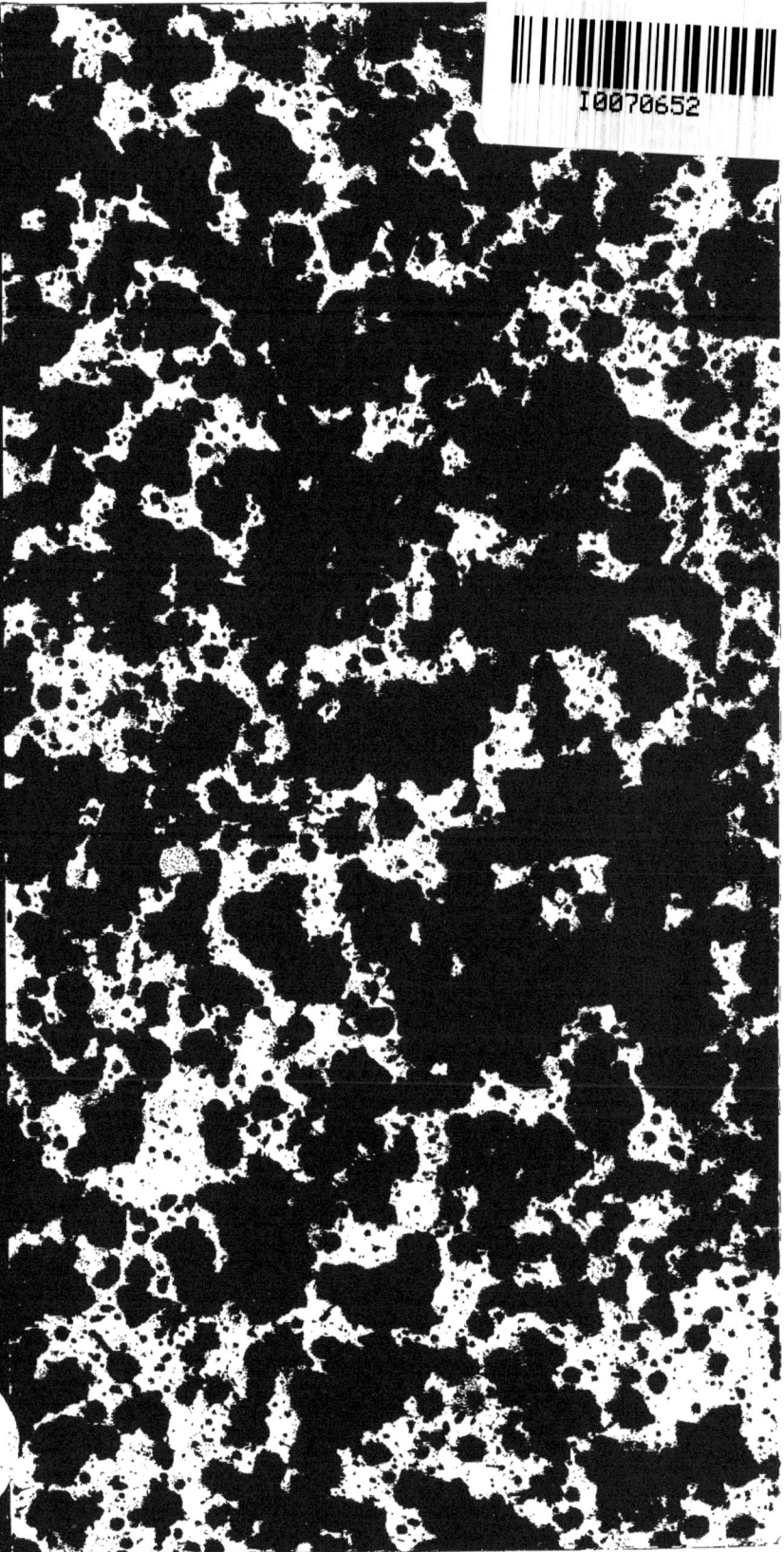

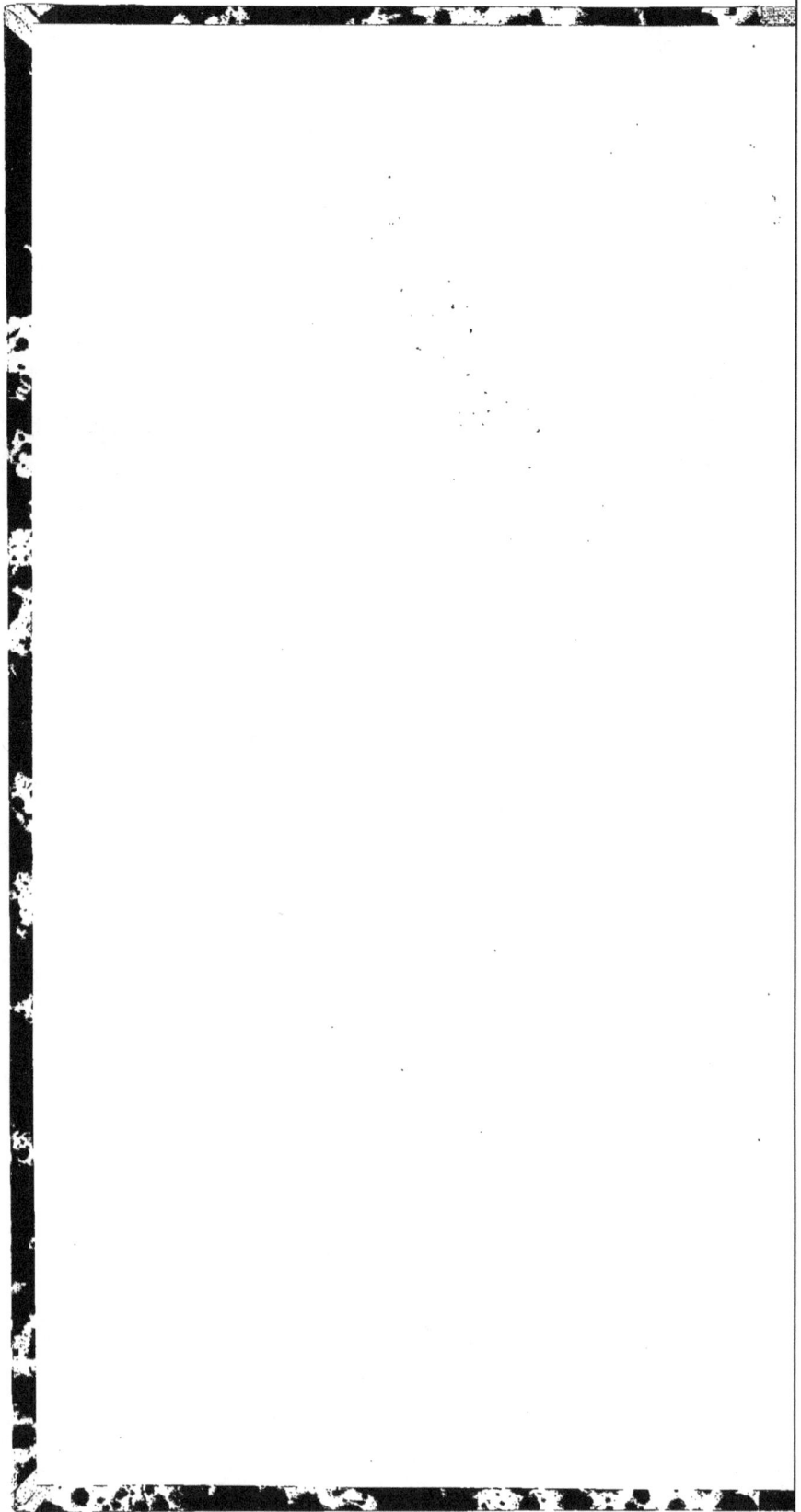

T^{3}

$\int_{A}^{O}$

, DE

L'ENSEIGNEMENT MÉDICAL

EN TOSCANE ET EN FRANCE

ET

DES MÉDECINS CONDOTTI

PAR

LE DOCTEUR PROSPER DE PIETRA SANTA

Médecin adjoint, secrétaire du service de santé de Sa Majesté l'Empereur,
médecin des Madelonnettes,
membre des Sociétés de médecine de Paris et de Florence.

DEUXIÈME ÉDITION

SUIVIE

DES APPRÉCIATIONS ET ARTICLES CRITIQUES

DU

Dʳ A. DECHAMBRE

Rédacteur en chef de la GAZETTE HEBDOMADAIRE DE MÉDECINE
ET DE CHIRURGIE.

PARIS

LIBRAIRIE DE VICTOR MASSON,

PLACE DE L'ÉCOLE-DE-MÉDECINE.

1853.

Paris. — Imprimerie de L. MARTINET, rue Mignon, 2.

A M. LE DOCTEUR L. DEL PUNTA,

Médecin de S. A. I. le Grand-Duc de Toscane.

TRÈS CHER ET HONORÉ MAÎTRE,

Heureux du gracieux accueil que vous avez fait à mon travail sur l'Enseignement médical, je tiens à vous en exprimer toute ma reconnaissance, en inscrivant votre nom sur la première page de cette seconde édition, que rendront plus intéressante les appréciations de nos confrères de la presse médicale.

Veuillez agréer ce nouveau témoignage du constant dévouement de

Votre affectionné disciple,

Dr PROSPER DE PIETRA SANTA.

Paris, 20 novembre 1855.

DEUX MOTS D'INTRODUCTION.

———

L'année dernière, en abordant cette question si importante et si controversée d'enseignement et d'organisation de la médecine, en descendant pour la première fois sur cette arène périlleuse de la publicité, j'étais loin d'espérer un accueil aussi bienveillant et aussi empressé de la part de mes confrères de la presse médicale.

J'avais voulu acquitter une dette de reconnaissance envers les maîtres affectueux qui avaient dirigé mes premiers pas dans l'étude de la maladie, et je retrouvais partout des paroles de sympathie et d'encouragement.

Attribuant à l'importance du sujet une grande partie de mon succès, je redoublai d'efforts pour démontrer la nécessité d'une réforme généralement sentie, impérieusement réclamée par les circonstances.

Qu'il me soit permis ici de remercier avec effusion les savants critiques qui, en Italie comme en France, ont bien voulu discuter mes opinions (Drs Balocchi, Landi, Turchetti, Burci, Valleix, A. Latour, A. Dechambre, etc.)

Mon honorable confrère le rédacteur en chef de la *Gazette hebdomadaire* m'autorisera-t-il à compléter cette deuxième édition par la reproduction des articles remarquables qu'il a publiés, au sujet de ma brochure, sur cette question.

En ouvrant la session des chambres, S. M. le roi des Belges leur a annoncé un projet de loi ayant pour but la révision attentive de la législation sur l'exercice de la médecine. ,

Resterons-nous toujours spectateurs impassibles d'une foule d'abus!

Quousque tandem abutere!!!

DE

L'ENSEIGNEMENT MÉDICAL

EN

TOSCANE ET EN FRANCE.

——◦——

En 1842, M. le professeur Hippolyte Combes recevait de MM. Villemain et Cousin, ministres de l'instruction publique, la mission honorable d'étudier en Italie l'administration intérieure des écoles de médecine et la position sociale des hommes chargés de les diriger.

Dans un ouvrage justement apprécié (*De la médecine en France et en Italie*), M. Combes a exposé le résultat de ses observations; mais depuis, d'importantes réformes ont été introduites dans l'enseignement de la médecine, et une école dite de complément et de perfectionnement a été fondée à Florence pour l'instruction des jeunes docteurs reçus à l'université de Pise.

La position que j'occupais auprès du roi Louis de Hollande, m'ayant déterminé à faire en Toscane mes études médicales, j'ai parcouru moi-même les divers degrés de la nouvelle organisation.

Rentré en France, j'ai suivi attentivement les cours des Facultés de Montpellier et de Paris, j'ai assisté dans les hôpitaux aux diverses cliniques, j'ai étudié leur organisation.

Ces examens comparatifs n'ont pas tardé à me convaincre que l'enseignement médical en France réclame de sages réformes, et que celui qui existe actuellement en Toscane est plus complet, mieux coordonné.

Démontrer ces deux propositions, tel est le but de ce travail.

Dans un premier chapitre, j'exposerai l'organisation actuelle de l'enseignement médical en Toscane.

Le deuxième chapitre sera consacré à quelques réflexions sur l'importance des nouvelles réformes, l'utilité d'une école de perfectionnement, les services rendus par les médecins *condotti* (médecins de la commune).

Dans un troisième chapitre, je présenterai une critique générale de l'organisation de l'enseignement médical en France.

Dès ce moment, je déclare ne pas vouloir mettre en cause des noms propres, et je proteste de tout mon respect pour les hommes éminents qui composent la Faculté de Paris.

Si j'étais assez heureux pour démontrer d'une manière incontestable la supériorité de l'organisation médicale en Toscane, le conseil de l'université trouverait facilement les moyens de mettre l'enseignement médical en France plus en harmonie avec les besoins de l'époque, les justes exigences des populations, les intérêts bien entendus des médecins.

CHAPITRE PREMIER.

Dans ce premier chapitre :

Article 1er. Je prendrai l'élève en médecine à son entrée à l'université de Pise, et je l'y suivrai dans les cinq années d'études plus particulièrement théoriques.

Art. 2. Docteur en médecine, je passerai avec lui en revue, pendant ses deux années de stage, les cours éminemment pratiques de l'école de perfectionnement de Florence.

Art. 3. Je donnerai quelques détails sur l'enseignement clinique de cette école de Florence.

Art. 4. Je dirai quelques mots de l'organisation des médecins *condotti*, du rôle qu'ils jouent dans la commune.

ARTICLE PREMIER.

L'université de Pise compte des siècles de célébrité et de gloire (1), et la biographie des savants qui l'ont illustrée formerait une belle page dans l'histoire de la philosophie (2).

De nos jours, la classe des médecins se recrute, en Italie, plus particulièrement dans les rangs de la bourgeoisie.

Les fils d'avocats, de médecins, d'honnêtes fermiers, de négociants aisés, composent la grande majorité des étudiants; et l'on ne voit que de loin en loin surgir les débris d'une famille noble qui s'éteint, les rejetons d'une fortune qui s'élève.

Un examen assez superficiel sur les éléments de la philosophie, des mathématiques et de la littérature latine, leur ouvre les portes de l'université.

Les études préliminaires sont incomplètes; chez les Pères Scolopi à Florence, comme dans les colléges de Prato et de Sienne, les séminaires de Fiesole et de Pistoia, elles manquent *d'unité*, elles ne sont nullement en *corrélation* avec les études de l'université.

Il serait urgent d'établir, pour les études premières, des lycées à l'instar des colléges impériaux de France. Dans ces lycées, l'enseignement serait uniforme, et, après un nombre déterminé d'années, on en sortirait avec le diplôme de bachelier ès lettres.

Les cinq années d'études à l'université de Pise embrassent toutes les branches de la médecine, de la chirurgie et des sciences accessoires.

(1) La première école établie en Italie, à la chute de l'empire romain, a été celle de Salerne, au vıı^e siècle.
Les universités de Bologne et de Pavie, fondées par Charlemagne, n'ont acquis de la célébrité qu'au moment de la renaissance.
C'est de l'année 1369 que date la fondation de l'université de Pise.
(2) Galileo Galilei, qui découvrit dans la cathédrale le mouvement du pendule; Mercuriale, Bellini, Faloppio, Vacca Berlinghieri, Malpighi, Pacchioni, Barzelotti, Savi.

Les cours, et les heures où ils sont faits, sont habilement répartis, de manière que l'élève puisse suivre les leçons qui formeront plus spécialement l'objet de ses examens de fin d'année.

L'année scolaire est de neuf mois, et chaque professeur fait trois leçons d'une heure par semaine.

Voici le tableau qui indique le nombre des chaires, la distribution des cours, l'époque des examens, la matière de ces examens.

CHAIRES.

1° Histoire naturelle médicale ;
2° Botanique ;
3° Physique ;
4° Chimie ;
5° Anatomie ;
6° Physiologie ;
7° Matière médicale et thérapeutique ;
8° Médecine interne (pathologie clinique) ;
9° Médecine externe (pathologie clinique);
10° Accouchements ;
11° Hygiène et médecine légale ;
12° Histoire de la médecine.

DISTRIBUTION DES COURS. — EXAMENS.

ANNÉES.	COURS.	EXAMENS.
1re année.	Histoire naturelle médicale. Physique. Chimie. Botanique.	A la fin de la 2e année. *Premier examen.*
2e année.	Physique. Chimie. Botanique. Anatomie (éléments). Physiologie (éléments).	Histoire naturelle. Physique. — Botanique. Chimie.
3e année.	Anatomie. Physiologie. Matière médicale. Médecine interne (éléments). Médecine externe (éléments).	*Deuxième examen.* Anatomie. — Physiologie.
4e année.	Thérapeutique. Médecine interne (pathologie). Médecine externe (pathologie) Hygiène. Médecine légale.	*Troisième examen.* Thérapeutique. — Médecine légale. — Pathologie (interne et externe (éléments).
5e année.	Médecine interne (clinique). Médecine externe (clinique). Accouchements. Histoire de la médecine.	*Quatrième examen.* DOCTORAT. Médecine interne, externe. — Accouchements. — Histoire de la médecine.

Ainsi qu'on le voit, le premier examen se subit à la fin de la deuxième année; il comprend :

L'histoire naturelle, la physique, la chimie, la botanique. Les élèves ne prennent pas d'inscriptions; mais chaque professeur a la liste de ceux qui sont attachés à son cours, et l'administration de la *Sapientia* (direction générale des quatre facultés : droit, médecine, mathématiques, théologie) (1), s'assure de la présence

(1) Dans un but d'économie regrettable, la Faculté de droit a été transférée à Sienne, qui, par contre, ne possède plus son école de médecine.

des élèves, en ouvrant à diverses époques de l'année des registres où chacun d'eux inscrit son nom et son adresse.

Pour mieux connaître son personnel, et se rendre compte de la capacité et des progrès de chacun, le professeur adresse, au commencement de la leçon, des *interrogations* sur celle qui a précédé.

Il s'établit, par ce moyen, un échange d'idées, une *intimité de pensées* entre le maître et l'élève; en outre, comme le premier connaît l'assiduité et l'aptitude du second, et qu'à la fin de l'année il l'interroge *lui-même* sur les matières de l'enseignement scolaire, il en résulte qu'on ne peut pas compter sur le hasard d'une question plus ou moins propice.

Les élèves sont admis à des jours et heures donnés dans les musées d'histoire naturelle, les cabinets de physique, le jardin botanique, le laboratoire de chimie. Les plus *zélés* préparent avec le professeur et son adjoint les diverses expériences de physique, les manipulations de chimie, les démonstrations de botanique.

Les examens de la troisième année roulent sur l'anatomie et la physiologie.

Le professeur d'anatomie est assisté d'un prosecteur et d'un chef des travaux anatomiques, chargés de répartir les sujets entre les élèves, de les *grouper* de manière que les anciens instruisent ceux qui débutent, de *surveiller* leurs préparations, de les *diriger*, de recueillir les anomalies qui présentent quelque intérêt.

La quatrième année est consacrée à l'étude de la thérapeutique, de la médecine légale, des généralités de la pathologie interne et externe. Ces matières font l'objet du troisième examen.

Dans la cinquième année, l'élève doit s'occuper plus spécialement de la médecine interne et externe; elles forment, avec les accouchements et l'histoire de la médecine, le sujet du quatrième examen, auquel assistent six professeurs, et qui est celui du doctorat.

Pendant la quatrième et la cinquième année, l'élève est obligé de suivre au lit du malade la visite du professeur. Il commence à recueillir lui-même les observations, à discuter le diagnostic, le traitement.

Le soir, le chef de clinique interne l'initie aux diverses méthodes d'auscultation, percussion, mensuration, examens par réactions chimiques; et le chef de clinique externe expose à son tour les principes de la phlébotomie, des bandages, pansements et petites opérations chirurgicales.

A la fin de la troisième année, un concours est ouvert à l'hôpital pour des places d'internes; leur service est réglé de manière à leur permettre *de suivre* les cours de l'année.

Il existe à Pise une bibliothèque riche en ouvrages scientifiques. Les travaux les plus modernes et les journaux italiens et étrangers sont, pendant huit heures de la journée, à la disposition du public.

Cette relation démontre les soins extrêmes pris par l'administration et par les professeurs pour l'éducation médicale des jeunes étudiants.

Ce que l'on recherche avant tout, c'est de leur rendre l'enseignement profitable; et l'on arrive à ce résultat grâce au *dévouement* des maîtres, à l'*heureuse distribution* des travaux, à la *multiplicité* des moyens d'instruction, à la *facilité* de se les procurer.

ARTICLE II.

Reçu docteur en médecine à l'université de Pise, le jeune étudiant doit faire un stage à l'école de complément et de perfectionnement de Florence (1).

Un vaste établissement, l'Arcispedale de Santa-Maria-Nuova, offre réunis les amphithéâtres, les diverses cliniques, les biblio-

---

(1) L'école de Florence a compté parmi ses illustrations, Cocchi, François Redi, Torricelli, Fontana, Targioni, Gazzeri, Benevoli, Benivieni, Uccelli, Palloni, Nespoli, Nannoni.

thèques, musées, salles de dissection, jardin botanique, laboratoire de chimie.

Les études y sont réparties dans deux années, comme l'indiquent les tableaux suivants :

CHAIRES.

1° Médecine interne ;
2° Médecine externe ;
3° Accouchements ;
4° Anatomie (comparée ; — des régions ; — embryologie) ;
5° Anatomie pathologique ;
6° Chimie organique et médico-légale ;
7° Thérapeutique générale ;
8° Maladies des yeux ;
9° Orthopédie ;
10° Maladies de la peau ;
11° Aliénations mentales ;
12° Maladies vénériennes.

DISTRIBUTION DES COURS DE CLINIQUE.

PREMIÈRE ANNÉE.

COURS THÉORIQUES.	COURS PRATIQUES.
Pathologie médicale. Pathologie chirurgicale. Accouchements. Anatomie des régions. Anatomie pathologique. Thérapeutique générale. — *Ces cours se font toute l'année scolaire, deux fois par semaine, de midi à deux heures.*	Clinique chirurgicale........ le matin à 7 heures. — médicale.......... id. 9 » — des accouchements.. id. 11 » *La visite a lieu tous les jours.* Clinique des maladies vénériennes. Clinique des maladies des yeux. Orthopédie. } *Semestre d'hiver.* — Trois fois par semaine, après midi. Clinique des maladies de la peau. Clinique des aliénations mentales. } *Semestre d'été.* — Trois fois par semaine.

DEUXIÈME ANNÉE.

COURS THÉORIQUES.	COURS PRATIQUES.

Pathologie médicale.
    —   chirurgicale.
 Accouchements.
 Anatomie (embryologie).
 Chimie organique et médico-légale.
 Anatomie pathologique.
    —
 Chacun deux fois par semaine.
	Même distribution pour les cliniques que la première année.

L'examen de ce tableau fait voir que l'enseignement, à l'école de perfectionnement de Florence, est éminemment pratique

A côté des cliniques générales pour les maladies internes et externes, existent des cliniques pour les spécialités (1).

Toutes ces cliniques se font à des heures différentes de la journée, et la distribution des cours permet aux jeunes docteurs de n'en négliger aucun.

Si l'on entre avec eux le matin à l'hôpital de Santa-Maria-Nuova, on suit :

De 7 heures à 8 heures 1/2, la clinique chirurgicale ;

De 9 heures à 11 heures 1/2, la clinique médicale ;

De 11 heures à midi, la clinique des accouchements ;

De midi à 2 heures, les cours théoriques ;

De 3 heures à 5 heures, les cliniques spéciales.

A 8 heures du soir, les chefs de clinique interne et externe font, à l'hôpital, une visite à laquelle assistent les docteurs qui ont un malade sous leur direction.

Que l'on ne s'imagine pas que cette multiplicité d'occupations soit au-dessus des forces humaines.

_____

(1) Nous apprenons avec le plus grand regret la suppression des cliniques orthopédiques et vénériennes, dans un but d'économie. Espérons que l'on ne tardera pas à consacrer à l'intérêt général des richesses actuellement absorbées par d'autres nécessités !

Le jeune docteur arrive à Florence avec des principes généraux; il est déjà familiarisé avec la science médicale. Ce qu'il recherche, c'est l'examen, l'étude du plus grand nombre possible de variétés des maladies. Sous ce rapport, son esprit se trouve amplement satisfait. Chacun, du reste, peut s'intéresser plus spécialement aux études qui sont le plus conformes à ses goûts, à ses projets d'avenir, et leur variété rend le travail plus agréable, fatigue moins l'intelligence.

A la fin de la deuxième année, le docteur qui peut produire des certificats d'assiduité délivrés par les professeurs eux-mêmes est admis aux examens de la *matricola* ou du libre exercice.

Les examens ont lieu devant un jury spécial (*collegio medico*), composé du *protomedico* (médecin de S. A. le grand-duc), de deux professeurs de l'école, de deux médecins des hôpitaux, membres de l'Académie *medico-fisica* de Florence.

Ils comprennent trois épreuves :

1re ÉPREUVE (*orale*). — Question de médecine interne ou externe. Médecine légale. Anatomie pathologique.

2e ÉPREUVE (*lit du malade*). — Diagnostic raisonné de trois maladies prises au hasard dans les salles cliniques.

3e ÉPREUVE. — Thèse sur un sujet choisi. Discussion des propositions scientifiques y relatives.

Si le résultat de ces épreuves a été reconnu satisfaisant par le collége médical, le docteur est déclaré apte à exercer son art :

Eum idoneum medicinæ faciendæ doctores declaraverunt.

Les études médico-chirurgicales ont ainsi duré sept ans.

Cinq années à l'université de Pise, où l'on obtenait, après quatre examens, le titre de docteur en médecine et en chirurgie;

Deux années à l'école de complément et de perfectionnement de Florence.

De même qu'à Pise, il existe dans les hôpitaux de Florence des places d'internes données au concours. Elles forment un titre réel pour obtenir plus tard des places de médecins des hôpitaux.

ARTICLE III.

« M. Bufalini est un brillant professeur, un critique ingénieux
» et profond, un habile praticien... Par lui, la clinique de Flo-
» rence a acquis une supériorité incontestable sur toutes les cli-
» niques d'Italie. »   (COMBES, *loc. cit.*)

Démontrer ces propositions, faire voir comment tout est subordonné aux besoins intellectuels du jeune docteur, à sa plus complète instruction, c'est remplir le but que je me proposais dans
l'article 3. Je parlerai uniquement ici de la clinique médicale du
professeur Bufalini.

A leur entrée à l'hôpital de Santa-Maria-Nuova, les malades
(hors les cas spéciaux) sont placés par les soins du directeur dans
une salle d'attente.

Le chef de clinique a le droit de les examiner, et de prendre
pour le service du professeur ceux qui lui paraissent le plus intéressants par la gravité de l'affection, la rareté de la lésion, les
besoins de l'étude.

Le malade est alors conduit dans les salles de clinique ; elles
sont au nombre de deux, et ne contiennent chacune que douze lits.

Deux infirmiers pour les hommes, deux servantes pour les
femmes, sont attachés à chaque salle, sous l'inspection des sœurs
de la Charité.

Un élève en pharmacie s'occupe exclusivement de ces vingt-
quatre malades, prépare lui-même les diverses prescriptions, les
distribue, en surveille l'administration.

Ces deux salles sont parfaitement chauffées l'hiver, très convenablement ventilées l'été. Chacune d'elles possède les instruments nécessaires pour les observations atmosphériques, le
diagnostic, l'examen des sécrétions morbides (baromètre, thermomètre, hygromètre, stéthoscope, plessimètre, réactifs divers, etc., etc.).

La visite du matin est faite par le professeur ; elle est en général d'une heure et demie.

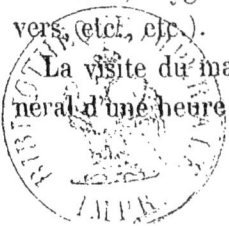

3

Celle du soir est confiée au chef de clinique ; c'est particulièrement alors que l'élève s'exerce, sous sa direction, aux divers modes de diagnostic (sens, réactifs chimiques).

Chaque malade est confié aux soins d'un des docteurs stagiaires ; il est chargé de rassembler les éléments d'un bon diagnostic, de suivre le cours de la maladie, d'en rédiger l'histoire, de faire l'autopsie en cas de mort.

A chacun des lits est suspendu un bulletin (voyez le modèle ci-dessous) contenant le nom, l'âge, la profession, le lieu de naissance, le jour d'entrée, celui de sortie.

Après avoir transcrit l'anamnèse, la symptomatologie, le diagnostic, l'élève note tous les jours dans les colonnes *ad hoc* les phénomènes qui surviennent (amélioration, crise, augmentation du mal), les prescriptions thérapeutiques, les observations particulières.

CLINIQUE MÉDICALE.

Lɪᴛ (*lettre A*).

M. X.....   *de Florence ; profession.....*   *âge,*
         entré le.....

Anamnèse. —
Séméiologie. —
Diagnostic. —
Guérison ou mort.

JOURS.	SÉMÉIOLOGIE.	TRAITEMENT INTERNE.	TRAITEMENT EXTERNE.	OBSERVATIONS.
1.	Fièvre. Douleur pleurétique. Auscultation. Percussion.	Purgatif.	Saignée.	Examen du sang
2.				
3.				

50 colonnes transversales correspondent à chaque jour de la maladie.
En cas de mort, on transcrit sur le verso de la feuille les résultats de l'autopsie.
Ces feuilles sont exactement conservées par l'administration.

Ce bulletin est très instructif pour l'élève, obligé d'écrire au moment de la visite ce qu'il a observé ; pour les élèves qui auraient perdu de vue un cas donné, ou qui l'auraient négligé. Il est surtout utile pour le patient, auquel on épargne toujours de nombreuses interrogations.

Par ces motifs, je le considère comme indispensable dans une salle de clinique d'enseignement.

Lorsque le lit est devenu vacant par la guérison, le passage dans une autre salle (maladies chroniques), la mort, le docteur stagiaire prend dans le bulletin les matériaux pour rédiger l'histoire de la maladie.

Elle est transcrite sur un registre déposé dans la salle et divisé en douze parties correspondant aux douze lits.

Le dimanche, les histoires de la semaine sont lues en présence du professeur, et elles acquièrent de la sorte un degré de vérité, d'authenticité, d'autant plus nécessaire qu'elles forment un livre pratique que chacun commence par consulter lorsqu'il devra traiter un cas analogue.

Une maladie observée avec tous ces soins, qui peuvent être considérés de prime abord comme trop minutieux, profite plus au jeune docteur que cent maladies observées au pas de course dans les autres hôpitaux. J'ajouterai qu'il peut entrer à toutes les heures de la journée dans les salles ; qu'il a le droit de se faire rendre compte par l'infirmier de garde de ce qui s'est passé en son absence ; qu'il doit s'assurer de l'administration des médicaments, en étudier les effets.

Deux mots actuellement sur la manière dont le professeur de clinique établit un diagnostic avec l'élève. Les conférences ont lieu au lit des malades. Le professeur, par voie d'interrogation, dirige l'élève dans un examen attentif de l'anamnèse, des causes prédisposantes et occasionnelles. Il étudie avec lui les symptômes dans leur qualité, leur degré, leur signification. Il les réunit, en apprécie la valeur, habitue l'esprit à une pondération prudente. Ce qu'il cherche à constater avant tout, c'est le *fait cli-*

nique, c'est-à-dire l'observation qui démontre que lorsqu'il y a un ensemble de symptômes avec tels ou tels caractères, il existe une affection donnée.

Un malade est un livre ouvert sur lequel sont écrits le résultat des examens sur les causes occasionnelles, les symptômes, les effets d'un traitement antérieur; mais comme souvent ces faits, quoique considérés dans leur ensemble, appartiennent à des états morbides divers, il faut chercher d'autres éléments, étudier les symptômes dans leur succession, leur manière d'être.

Le diagnostic devient alors une opération intellectuelle qui a pour base les déductions que fournissent les sens d'un côté, le raisonnement de l'autre. Il est l'expression d'un travail analytique qui dissèque les faits, d'une synthèse qui rétablit dans son ensemble l'*unité morbide*.

On arrive à un bon diagnostic par des *signes directs*, par *voie d'élimination*, par les deux méthodes réunies.

L'auscultation, la percussion, l'examen de l'expectoration, permettent de diagnostiquer par des signes directs une pleuro-pneumonie.

La chimie nous donne le moyen de reconnaître le diabète, en constatant directement la présence du sucre.

Dans le premier cas, le diagnostic est *complet*, parce que nous connaissons les divers éléments qui constituent l'affection ; dans le second, il est *incomplet*, parce que nous ignorons l'état morbide, c'est-à-dire la lésion qui est en rapport immédiat avec la production du phénomène (présence du sucre).

Le diagnostic d'une cirrhose réclame la méthode d'élimination.

On prend le phénomène ascite ; on recherche sa relation avec les causes qui l'ont produit, les symptômes qui l'accompagnent ; on étudie son mode de manifestation, son intensité, sa raison d'être ; puis, si l'on parvient à éliminer le cas où il serait dû :

1° A une péritonite inflammatoire ou rhumatismale,

2° A une maladie du cœur et des gros vaisseaux,

3° A une altération particulière du sang (anémie, chloro-
anémie),

on peut le rattacher à une lésion du foie ; alors si cette lésion est
manifestée par des symptômes particuliers à cet organe, en les
mettant en rapport avec le phénomène ascite, en s'appuyant
finalement sur le fait clinique qui constate la simultanéité de
l'ascite et de la cirrhose, on arrive facilement à conclure que la
maladie en question est réellement une cirrhose.

Maintenant, si dans la pleuropneumonie, dont on connaît,
par les signes directs, le siège et l'étendue, il survient du délire,
il faudra, pour le diagnostic, recourir à l'élimination.

Dépend-il de l'intensité de l'affection elle-même ? Tient-il à
des habitudes antérieures (*delirium tremens*)? Constitue-t-il le
premier symptôme d'une méningite ?

Après avoir formulé avec l'élève le diagnostic, le professeur
passe au traitement.

Celui-ci est *direct* quand il frappe immédiatement l'état morbide (magnésie neutralisant les acidités de l'estomac). Il est
indirect quand on ne peut le modifier qu'en modifiant l'état des
fonctions (tartre stibié combattant indirectement l'état morbide
par l'expulsion des matières contenues dans l'estomac et soula-
geant ainsi l'organe).

Le mode de traitement établi, on examine attentivement les
moyens que l'expérience reconnaît les plus efficaces.

On se livre à une étude méthodique, différentielle, clinique,
des divers agents thérapeutiques dans leurs relations avec l'or-
ganisme en général, les idiosyncrasies en particulier.

Le pronostic constitue un second diagnostic, dans lequel on
examine les causes occasionnelles, leur différence, leurs divers
modes d'action en rapport avec la marche probable de la maladie, les complications que l'on peut redouter ; on y tient compte
aussi des circonstances extérieures, de la constitution atmosphé-
rique, des influences endémiques et épidémiques, des variations
dues à la saison.

L'état ultérieur du malade démontre la précision du diagnostic, l'efficacité du traitement.

L'autopsie vient, dans les cas malheureux, apporter les lumières de l'anatomie pathologique. Là aussi le professeur dirige l'élève dans ses raisonnements, pour constater, entre l'état morbide et les lésions cadavériques, les véritables principes de causalité.

De cette manière, toutes les particularités de l'affection ont été l'objet de raisonnements précis, de déductions logiques.

De cette manière, le jeune docteur a appris à se rendre compte des observations au lit du malade.

De cette manière, il peut devenir un de ces *artistes* dont un des plus illustres praticiens modernes déplorait l'absence, quand il s'écriait, avec les accents d'une conviction profonde :

L'arte esiste, mancano gli artisti.

(Dr NESPOLI.)

ARTICLE IV.

« En Italie, on ne doit pas craindre de l'affirmer, la médecine » constitue presque à elle seule le mouvement des idées. »

(H. COMBES.)

A son entrée dans le monde, deux voies s'ouvrent devant le jeune médecin :

L'enseignement et la pratique.

Dans l'enseignement, quoiqu'on ait admis le principe du concours, S. A. le grand-duc se réserve le droit de nommer directement les professeurs qui ont acquis une juste célébrité en Italie, et les docteurs qui ont voyagé aux frais de l'État pour étudier à l'étranger certaines maladies spéciales. Grâce à cette sage prévoyance, grâce à des choix heureux et intelligents, l'université s'enorgueillit des noms de Pucinotti, Bufalini, Regnoli, Matteucci, Taddei, etc.

La pratique des villes est en Toscane ce qu'elle est en France et en Angleterre; les relations du médecin avec la société sont soumises à des règles constantes qu'il est superflu d'énumérer ici.

Il n'en est pas de même de la pratique dans les campagnes.

Depuis longtemps la Péninsule italique possède des médecins *condotti* (1), c'est-à-dire attachés à une localité donnée, dépendants de l'autorité du municipe, qui fixe le traitement, détermine les attributions, énumère les obligations, impose les conditions d'admission.

Les titres que les sujets sont appelés à fournir varient selon l'importance de la *condotta*.

Cette sage institution, qui est un premier élément d'avenir pour le jeune praticien, assure les secours de l'art aux populations les plus pauvres.

Toutefois, comme le choix souverain du municipe est souvent vicié par des considérations étrangères à la science, il serait utile de le restreindre, en le limitant à une liste de trois candidats présentés par le collège médical, juge d'un concours.

Cette modification concilierait les devoirs de ceux que la commune a investis de sa confiance, et les droits que le docteur acquiert par son mérite et son travail.

Le collège médical apprécierait la valeur scientifique des candidats.

Le municipe tiendrait compte des considérations particulières qui militeraient en faveur de l'un d'eux.

Après avoir habité des villages peu favorisés par la nature, le

(1) Rome et Constantinople, sous les empereurs romains, avaient des archiatres populaires, rétribués par les municipes, chargés de donner leurs soins aux pauvres et aux indigents. Lors de l'invasion des barbares, cette institution fut, comme tant d'autres, reléguée dans les ténèbres de l'ignorance, et l'exercice de la médecine resta l'apanage des moines et des diacres; mais lorsque les conciles de Saint-Jean de Latran (1139, 1215, 1210), de Tours (1172), de Paris (1212), proclamèrent l'incompatibilité de l'exercice de l'art de guérir et du sacerdoce, on revint aux archiatres populaires, et l'on institua les *condotte*.

Pendant le xiiie siècle, cette organisation se compléta dans les États du pape et en Toscane; elle n'a été que plus tard introduite en Lombardie : le Piémont et le royaume des Deux-Siciles ne l'ont adoptée que dans ces derniers temps.

Les *condotti* sont très bien rétribués dans la Romagne, convenablement en Lombardie, passablement en Toscane, mal en Piémont, très mal à Naples.

Je dois ces renseignements à l'obligeance de M. le Dr O. Turchetti.

médecin cherche à améliorer sa position en postulant une *condotta* plus lucrative ; et lorsqu'il a acquis aisance et célébrité, secouant l'autorité du municipe, il demande aux villes une clientèle qui rétribue plus convenablement ses fatigues !

Aux Maremmes, le prince, obéissant à son bienveillant intérêt pour l'œuvre d'assainissement qu'il poursuit avec une rare activité et une intelligence remarquable, vient de créer des *condotte regie*, rétribuées directement par l'État.

L'influence du médecin dans la *condotta* est immense ; toujours en contact avec les divers éléments qui constituent la famille, vivant au milieu d'eux, il acquiert une autorité que ne peut contrebalancer le prêtre, égaré trop souvent par un esprit de caste aveugle.

Homme instruit, il vulgarise l'instruction.

Si l'éducation intellectuelle et morale est négligée en Italie, si cette intéressante jeunesse, éblouie par les récits glorieux du passé, s'abrite trop à l'aise sous les noms des hommes qui ont illustré ce beau pays, le médecin, par ses études, a pu méditer plus particulièrement l'histoire de la philosophie et celle de la civilisation. Et, comme les enseignements du passé sont le flambeau de l'avenir, il s'est placé naturellement à l'avant-garde sur la voie du progrès.

Inféodé à la commune, il en étudie les besoins, en soutient les intérêts, en défend les prérogatives.

S'il ne peut diminuer la misère, par des soins hygiéniques et intelligents il la rend parfois plus supportable. Passant tour à tour de la cabane du pauvre à la maison de l'homme aisé, bien accueilli par tous, il met en harmonie les instincts des uns, les préjugés des autres. Relevant la dignité du premier, abaissant l'orgueil du second, il établit ce niveau de sentiments et d'idées si nécessaire au développement d'une *société bien constituée !*

Au milieu des Apennins, dans ces montagnes où la pureté des mœurs forme le plus bel apanage d'une population dévouée au travail, le *dottore* exerce une influence souveraine. Sa vie d'ab-

négation et de dévouement est l'objet de la considération générale, et ses bonnes actions reçoivent une récompense de tous les
jours dans l'estime et l'amour de tous.

Les événements de ces dernières années nous ont montré partout les médecins secondant les mouvements de réforme.

L'influence des congrès scientifiques a été très considérable (1).

Pour s'occuper de science, les hommes instruits des diverses
contrées se sont rapprochés ; ils ont appris à se connaître et ont
étudié leurs besoins respectifs ; sentant la nécessité des réformes,
ils ont cherché les moyens de les réaliser, et pour leur donner
un caractère de généralité, ils ont fixé des points où devait s'o-
pérer une concentration d'idées.

Centre à Florence pour recueillir les éléments d'une flore italienne. Centre à Padoue pour réunir des statistiques médicales
basées sur l'observation qui ne varie jamais, indépendantes des
théories informes de Brown, de Rasori, des doctrines poétiques
de Pucinotti, des idées exagérées du stimulus Thomassinien.

Centre à Naples pour mieux apprécier les divers agents thérapeutiques, et formuler une pharmacopée italienne.

Aux congrès de Pise, Padoue, Florence, Lucques, Milan, Naples, Gênes, Venise, les médecins étaient toujours en grande
majorité : toutes les sections comptaient parmi elles des hommes
de mérite prenant une part active à la discussion des problèmes
les plus controversés de l'hygiène publique, de l'économie politique, des rapports internationaux (desséchement et assainissement des Maremmes ; — établissement des rizières ; — quaran-
taines ; — lignes douanières, — phénomènes électriques dans
leurs nombreuses applications).

La liberté de discussion scientifique à la tribune, le dévelop-

(1) C'est au prince Charles L. Bonaparte que l'on doit l'introduction des congrès scientifiques en Italie.
De retour de l'Allemagne où il avait pu en apprécier les heureux résultats, à
force de persévérance, il obtint du grand-duc l'autorisation de s'adjoindre les
hommes les plus recommandables du pays pour prêcher cette croisade scientifique
dont le premier acte devait se passer à Pise devant la statue de Galilée.

pement des opinions par la presse, le rapprochement des personnes, devaient nécessairement conduire à la réunion des divers éléments de la nationalité.

Plût à Dieu que l'on eût toujours suivi une marche aussi féconde ! Plût à Dieu que des révolutionnaires émérites, étrangers, par leur exil, au mouvement lent et progressif qui ranimait les esprits, impatients de provoquer un changement auquel l'éducation morale des masses n'était pas encore préparée, ne fussent pas venus bouleverser des imaginations trop ardentes !

Honneur, toutefois, aux congrès scientifiques, au prince qui les a le premier accueillis, aux hommes éclairés qui en ont été les promoteurs, aux médecins instruits qui en formaient les plus zélés partisans !

Certes, en se réunissant autour de la statue de Galilée, pour rappeler la supériorité de leurs aïeux dans les sciences, les membres du congrès de Pise ne prévoyaient pas qu'à peu d'années d'intervalle, en posant à Gênes la première pierre du monument élevé à celui *qui avait donné un nouveau monde à l'ancien*, on proclamerait l'heure de la régénération de l'Italie, on glorifierait les souverains qui avaient donné l'appui de leur autorité à ce désir fiévreux de l'indépendance !

Nous tous, médecins de toutes les contrées, soutenons dans cette lutte suprême de l'avenir contre le passé, de l'esprit contre la matière, ces professeurs célèbres, ces praticiens modestes, jouissant aux mêmes titres de l'estime et de l'amour de leurs concitoyens !

CHAPITRE II.

Les détails nombreux qui forment le premier chapitre simplifieront de beaucoup la tâche que je me suis imposée dans le second.

Je me bornerai à constater, en les invoquant, que l'éducation médicale, en Toscane, est aujourd'hui complète, parfaitement coordonnée, à la hauteur de la science, en rapport avec les droits du jeune docteur et les besoins des classes laborieuses.

S'il a été très utile d'augmenter le nombre des années d'étude, il a été plus utile encore de les graduer, et d'établir à Pise l'enseignement théorique, en réservant à l'école de Florence l'enseignement éminemment pratique.

Les avantages d'une école de perfectionnement me semblent d'autant plus grands qu'il en existe d'analogues pour ceux qui se destinent au professorat (école normale), pour les élèves qui, au sortir des écoles de Saint-Cyr, polytechnique, embrassent les carrières spéciales (état-major, artillerie, ponts et chaussées, etc., etc.).

Les deux années de stage sont indispensables pour le jeune docteur, qui s'habitue ainsi, sous la direction de professeurs habiles, à traiter par lui-même une maladie.

Je ne saurais trop louer l'intelligente distribution des cours ; à Pise comme à Florence, tout y est subordonné à l'instruction de l'élève.

Les relations d'intimité intellectuelle qui s'établissent tout d'abord entre le maître et le disciple sont pour celui-ci une garantie réelle de succès ; il sent la nécessité de se rendre digne des soins assidus dont il est l'objet.

Je regarde comme une chose très heureuse la faculté de trouver réunis dans un seul établissement, l'Arcispedale de Santa-Maria-Nuova de Florence, les divers moyens d'étude, les cliniques générales, spéciales ; sans se déranger, sans perdre de temps, l'élève passe du lit du malade à l'amphithéâtre, de la salle de dissection au musée pathologique, du laboratoire de chimie à la bibliothèque.

La création des cliniques spéciales où le stagiaire peut étudier les variétés des maladies et expérimenter les nouveaux modes de traitement qu'engendrent les progrès et la science, est digne de tous les éloges, et il est superflu d'insister sur les avantages qui résultent de la distribution des heures des cliniques, de la possibilité d'observer dans une même journée les affections les plus diverses.

La méthode qui préside à l'enseignement clinique, les soins que l'on apporte dans le choix, l'installation des malades, les facilités données au docteur stagiaire, ont pour effet immédiat de former un bon médecin, qui peut se présenter hardiment dans le monde. Et il est d'autant plus nécessaire de surveiller, de diriger convenablement l'éducation du jeune docteur pendant ces deux années de stage, que, dès qu'il est livré à sa pratique civile, il a fort peu de temps, en général, pour continuer ses travaux de cabinet. Il faut donc que, dès ses débuts, il soit apte à bien observer une maladie, en établir un diagnostic raisonnable, en assigner un traitement prudent.

Ce but final de toute éducation médicale est atteint par l'organisation intelligente de l'enseignement médical à l'université de Pise et à l'école de perfectionnement de Florence.

C'est sous le règne du grand-duc Léopold II que se sont opérées ces importantes réformes.

Il y a eu des obstacles sans nombre à surmonter : de la résistance de la part des administrations des hôpitaux, gênées par l'organisation actuelle des cliniques et la distribution des heures de visite ; du mauvais vouloir chez beaucoup de professeurs, intéressés à maintenir les vieilles coutumes du passé ; de l'humeur parmi les élèves et leurs familles, protestant contre la longueur des études, l'augmentation des dépenses. Mais rien n'a résisté à l'énergique volonté du souverain, qui avait dit à ses ministres : « Vous fonderez une école modèle, vous l'entourerez de tout le lustre et le prestige possibles ; vous rajeunirez cette université de Pise, jadis la maîtresse de l'Italie ; vous briserez les entraves, quelle qu'en soit l'origine. Vous ne reculerez devant aucun sacrifice pécuniaire ; vous donnerez aux hommes qui vous seconderont des honneurs, de la fortune, une position indépendante. »

Et, en moins de deux années, cette œuvre magnifique a été

accomplie, et aujourd'hui elle fonctionne admirablement, à la satisfaction générale des professeurs, des élèves et de la société.

Ce que j'ai dit des médecins *condotti* dans l'article 4e du chapitre Ier suffit, ce me semble, pour reconnaître les avantages de cette sage institution.

Les relations qu'ils ont avec la commune, l'influence qu'ils y exercent, rendent plus important leur ministère. Pour les pauvres et les indigents, le médecin est un consolateur, un soutien ; et le malade peut à tous les instants réclamer les secours de l'art, certain qu'ils ne lui feront jamais défaut.

Si donc cette institution est éminemment utile pour la société en général, elle ne l'est pas moins pour le jeune docteur en particulier, puisque, au sortir de l'école, il trouve dans la *condotta* les moyens d'exercer son art, les éléments d'une modeste aisance.

CHAPITRE III.

Au début de ce chapitre, je ne puis me défendre d'un sentiment d'embarras, et je ne me dissimule pas combien il peut paraître présomptueux de critiquer l'enseignement médical de la France, d'attaquer un système qui a produit de tout temps des élèves distingués.

Cependant, comme je suis intimement convaincu des assertions que je viens de consigner dans ce travail, je hasarderai quelques réflexions générales.

La lecture de ce qui précède doit me dispenser des détails, car si l'enseignement est, en Toscane, aussi parfait que j'ai essayé de le prouver, comme celui de la France s'en éloigne énormément, il faudra reconnaître la nécessité d'y introduire les réformes qui se concilient le mieux avec nos mœurs, notre organisation sociale.

Le tableau n° 1 démontre que l'enseignement médico-chirurgical de la Faculté de médecine de Paris comprend quinze branches dirigées par vingt-six professeurs.

Le tableau n° 2 fait voir la distribution des cours d'hiver.

Le n° 3, celle des cours d'été.

Le n° 4 énumère les matières qui font le sujet des cinq examens pour obtenir le diplôme de docteur.

Le n° 5 donne un aperçu des cliniques et cours professés par des médecins et chirurgiens des hôpitaux. Ils ne relèvent pas de la Faculté ; ils ont pour but l'instruction de l'élève, mais celui-ci est le plus souvent dans l'impossibilité de les suivre avec assiduité :

1.° Parce que ces cliniques se font dans des hôpitaux très éloignés du centre, c'est-à-dire de la Faculté ;

2° Parce que les visites ont toutes lieu aux mêmes heures, partant on ne peut y assister qu'en négligeant les cliniques générales de l'Hôtel-Dieu et de la Charité.

(T. N° 1.)

FACULTÉ DE MÉDECINE DE PARIS.

1° Histoire naturelle médicale..........................	1	professeur.
2° Pharmacie et chimie organique......................	1	d°
3° Physique médicale.................................	1	d°
4° Chimie médicale..................................	1	d°
5° Anatomie.....................................	1	d°
6° Physiologie...................................	1	d°
7° Opérations et appareils........................	1	d°
8° Matière médicale et thérapeutique...................	1	d°
9° Pathologie et thérapeutique générales................	1	d'
10° Hygiène....................................	1	d°
11° Médecine légale..............................	1	d°
12° Anatomie pathologique........................	1	d°
13° Médecine interne... { Pathologie.....................	2	d°
{ Cliniques.....................	4	d°
14° Médecine externe.. { Pathologie.....................	2	d°
{ Cliniques.....................	4	d°
15° Accouchements.... { Cours théorique..................	1	d°
{ Clinique.....................	1	d°

Total : 15 branches d'enseignement dirigées par 26 professeurs.

(T. N° 2.)

COURS D'HIVER.

Le semestre d'hiver est de cinq mois. Leçons d'une heure trois fois par semaine.

Chimie médicale........................ 3 fois par semaine, à 10 heures ½.
Médecine légale........................ d° à midi.
Médecine opératoire.................... d° à midi.
Physique médicale .... d° à 1 heure ½.
Pathologie médicale .... d° à 2 heures.
Pathologie chirurgicale................ d° à 3 heures.
Pathologie et thérapeutique générales...... d° à 3 heures.
Anatomie............................. d° à 4 heures.

Cliniques chirurgicales.. { Hôtel-Dieu ....
Clinique de la Faculté..........
Charité.....................
Pitié. ....

Cliniques médicales.... { Charité.....................
Hôtel-Dieu ....

Clinique des accouche-ments. .... { Hôpital de la Faculté..........

Le matin de 7 à 10 heures,

(T. N° 3)

COURS D'ÉTÉ.

Le semestre d'été est de cinq mois. Leçons d'une heure trois fois par semaine.

Histoire naturelle médicale............. 3 fois par semaine, à 10 heures ½.
Pharmacologie. Chimie organique........ d° à 10 heures ½.
Accouchements........................ d° à midi.
Hygiène .... d° à 1 heure.
Thérapeutique. .... d° à 2 heures.
Pathologie médicale................... d° à 3 heures.
Pathologie chirurgicale................ d° à 3 heures.
Anatomie pathologique................. d° à 4 heures.

Cliniques chirurgicales.. { Hôtel-Dieu ....
Hôpital de la Faculté..........
Charité.....................
Pitié. ....

Cliniques médicales.... { Hôtel-Dieu ....
Charité.....................

Clinique des accouche-ments. .... { Hôpital de la Faculté..........

Le matin de 6 à 10 heures,

(T. N° 4.)

EXAMENS.

Des examens préparatoires, dits de fin d'année, ont lieu à la fin de la première, de la deuxième et de la troisième année d'études.

Les cinq premiers examens sont subis seulement après la seizième inscription. (*Arrêté du 6 septembre 1846.*)

PREMIER EXAMEN.

Chimie. — Physique. — Histoire naturelle médicale.

DEUXIÈME EXAMEN.

DEUXIÈME EXAMEN.

Anatomie. — Physiologie.

TROISIÈME EXAMEN.

Pathologie interne et externe.

QUATRIÈME EXAMEN.

Hygiène. — Médecine légale. — Pharmacologie. — Matière médicale. — Thérapeutique.

CINQUIÈME EXAMEN.

Cliniques, internes, externes. — Accouchements. — Thèse et argumentations.

(T. Nº 5.)

CLINIQUES SPÉCIALES.

Ces cliniques sont faites par des médecins des hôpitaux, indépendants de la Faculté de médecine.

1º Clinique des maladies vénériennes, à l'hôpital du Midi.

2º Clinique des maladies de la peau, à l'hôpital Saint-Louis.

3º Clinique des maladies des enfants, à l'hôpital des Enfants, rue de Sèvres.

4º Clinique des maladies de la pierre (lithotritie), à l'hôpital Necker.

5º Clinique orthopédique, à l'hôpital des Enfants malades.

6º Clinique des affections nerveuses, à l'hôpital Beaujon.

7º Clinique des maladies des yeux. — *Cliniques particulières*, M. Desmarres, rue Dauphine.

8º Clinique des aliénations mentales, à Bicêtre, à la Salpêtrière.

D'autres cours et cliniques ont lieu à l'école pratique ou dans des maisons privées.

Ce qui frappe tout d'abord l'esprit, en suivant les cours de la Faculté, c'est de voir le peu d'intimité qui règne entre le professeur et l'élève.

Aucun rapprochement de pensées, aucun échange d'idées. Le devoir du maître se borne à venir, dans un moment donné, faire une leçon d'une heure : il y déploie de la clarté, de la précision, du talent ; mais il ne cherche pas à s'assurer si le disciple le comprend, s'il profite de son enseignement. Ne connaissant pas son personnel, au moment de l'examen il n'a pour ainsi dire devant lui qu'un étranger.

Le nombre des leçons de chaque professeur pendant l'année scolaire est trop limité. Il lui est impossible, dans l'espace de cinq mois, d'enseigner la branche qui lui est confiée. Je mets en fait que souvent le nombre des conférences ne dépasse pas soixante. De là la nécessité d'employer deux ou trois années pour compléter son enseignement, mais de là aussi l'impossibilité pour l'élève de distribuer son temps de manière à suivre avec assiduité les cours auxquels il doit plus particulièrement assister chaque année.

Naguère la pathologie médicale a demandé sept années d'enseignement ; quelque remarquable qu'il fût, aucun élève n'a pu y assister durant cette longue période ; il a dû alors fréquenter des cours particuliers préparatoires, où l'on ne traitait la matière qu'au point de vue de l'examen. Ce système est pernicieux, car il faut étudier la science pour la science elle-même, l'examen n'étant qu'un moyen de contrôle constatant les progrès de l'élève, l'encourageant par des éloges, le réprimandant par de mauvaises notes.

Dans l'étude de la médecine interne, on cherche en vain cette uniformité de principes généraux, de vues médicales, d'observations cliniques, d'autant plus indispensable, qu'il s'agit de la partie la plus importante de l'éducation médicale.

La médecine interne comprend, comme on le sait, la pathologie et la clinique.

La première a deux chaires à la Faculté ; la seconde est dirigée par quatre professeurs (deux à la Charité, deux à l'Hôtel-Dieu). Je n'apprendrai rien de nouveau en disant que les idées, les principes de ces six professeurs diffèrent d'une manière notable.

Je constate comme un fait certain, irrécusable, le contraste qui existe entre les doctrines de la Faculté et celles exposées dans les hôpitaux ; et, pour ces derniers, entre les leçons de l'Hôtel-Dieu et celles de la Charité.

Énoncer de pareilles anomalies, c'est démontrer les inconvénients qui doivent en résulter pour l'éducation médicale de l'étudiant.

Comment s'orienter au milieu de cette multiplicité d'opinions ?

Quel sera, pour sa jeune intelligence, le guide le moins infaillible ?

S'abandonnera-t-il à son instinct ? Doit-il jurer par l'enseignement de l'Hôtel-Dieu ou prendre fait et cause pour celui de la Charité ? et, dans ce même amphithéâtre, adopter la médecine hippocratique du semestre d'hiver, ou proclamer la supériorité du *synorganopathisme* du semestre d'été ?

Cette absence complète d'unité dans l'enseignement de la médecine interne se retrouve dans celui de la médecine externe.

Là aussi six professeurs éminents par leurs travaux, célèbres par de nombreux succès, mais formant des individualités ; chacune d'elles s'identifie avec une doctrine particulière, et l'esprit de l'élève se trouve toujours lancé dans le vague qui conduit au doute.

Je n'insisterai pas davantage sur ces observations critiques ; elles acquerront d'autant plus de valeur que l'on voudra bien ne pas oublier qu'il s'agit de l'éducation première du médecin ; elles paraîtront d'autant plus incontestables que l'on aura vérifié les faits en assistant à quelques leçons.

Dernièrement, à propos des statistiques données par les médecins dans le traitement de la fièvre typhoïde, un des professeurs les plus éloquents de la Faculté (M. Bouillaud) démontrait la nécessité de former une commission spéciale.

Composée des hommes qui avaient proposé les diverses médications et de plusieurs membres de l'Académie de médecine, elle aurait pour but l'étude pratique, l'observation clinique des agents thérapeutiques préconisés pour guérir cette affection *protéiforme*. Elle proclamerait le résultat de son examen, et le monde médical saurait si, dans des circonstances analogues, il faudrait saigner, purger, neutraliser le miasme ou donner uniquement de l'eau froide.

Appliquer une pareille pensée, en constituant une commission pour réglementer l'enseignement médico-chirurgical, serait chose très désirable. On lui donnerait, par ce moyen, l'unité de vues, la conformité de principes qui lui manquent.

Après avoir employé toutes les ressources de son intelligence à faire triompher devant la commission ses doctrines, chaque professeur serait tenu de développer dans les cours officiels, non plus ses théories personnelles, mais celles adoptées par la commission qui constituerait la doctrine de l'école.

Un des plus grands inconvénients de la clinique proprement dite, c'est de contenir un nombre trop considérable de malades.

Le chiffre de vingt-quatre est suffisant, si, mettant de côté les exigences administratives, on a plus spécialement en vue l'instruction de l'élève.

Dans les services ordinaires d'un hôpital, le médecin peut se borner à étudier une affection, la suivre avec soin, en prescrire le traitement opportun; mais ici le professeur a l'obligation de diriger les recherches de ses disciples, de les initier à une observation attentive, de leur inculquer ses principes, ses théories.

Si donc le premier étend sa visite à quatre-vingts, quatre-vingt-dix lits, le second, à moins de mal faire, ne peut aller au delà de vingt-quatre à trente.

En second lieu, la méthode généralement suivie pour l'étude est vicieuse.

Le professeur interroge le malade, établit le diagnostic, prescrit le traitement; puis, après avoir parcouru soixante, soixante-dix lits, il vient à l'amphithéâtre appeler l'attention de son auditoire sur les cas qui lui ont paru les plus remarquables, et il se livre à des considérations théoriques et pratiques.

En reportant sa pensée sur la manière dont est dirigée la clinique de Florence, il sera facile de se convaincre qu'elle est plus en harmonie avec les besoins intellectuels et l'éducation médicale du jeune étudiant (1).

Rien de plus simple à obtenir que les améliorations relatives à

_____

(1) Je suis très heureux de pouvoir invoquer l'opinion de M. le docteur Michel Lévy, du conseil de santé des armées, et de donner à la page 62 quelques extraits d'un article très remarquable publié dans la *Gazette médicale* (janvier 1850).

l'installation des salles, le recrutement des malades, la rédaction des bulletins et des histoires.

Constater que des cliniques spéciales se sont établies successivement dans les divers hôpitaux de Paris, en dehors de la Faculté, c'est reconnaître leur grande utilité.

Il faudrait, toutefois, les rendre obligatoires pour les élèves, en leur donnant, par une bonne distribution des heures de visite, la possibilité de les suivre, en faisant rentrer les maîtres habiles qui les dirigent dans le giron de la Faculté.

Si je ne m'abuse, la lecture de ce travail, quelque imparfait qu'il puisse être, éveillera l'attention du gouvernement sur les réformes compatibles avec les circonstances actuelles.

Elles pourraient porter sur les points suivants, qui en formeront pour ainsi dire les conclusions :

1° Nécessité d'augmenter le nombre des années d'études médico-chirurgicales.

2° Modifier l'enseignement, le rendre plus particuliérement théorique dans la Faculté ; maintenir une plus grande communauté de pensées entre le maître et l'élève ; faire une distribution plus pratique des cours ; augmenter le nombre des leçons que chaque professeur fait dans l'année.

3° Établir une école de perfectionnement, où les jeunes docteurs feraient un stage consacré plus particulièrement à l'étude clinique.

4° Créer dans cette école, en outre des cliniques générales des maladies internes et externes, des cliniques spéciales : accouchements, maladies vénériennes, maladies des yeux, de la peau, orthopédie, maladies des enfants, aliénations mentales.

5° Distribuer habilement ces cliniques pendant le temps du stage ; leur assigner des heures différentes dans la journée.

6° Réunir le plus grand nombre possible de ces cliniques dans un seul établissement ou dans des établissements contigus, non loin des amphithéâtres, musées, bibliothèques, cabinets anatomiques.

7° Installer chacune de ces cliniques dans des salles particulières, à l'instar de celles de Florence.

8° Adopter, pour l'instruction des docteurs, la méthode d'enseignement clinique du professeur Bufalini ; rendre cet enseignement uniforme.

9° Joindre aux cliniques des cours théoriques sur la chimie organique et médico-légale, l'anatomie pathologique, la thérapeutique générale.

10° Après le stage, faciliter au jeune docteur les moyens de s'établir dans une localité (commune ou canton) où il trouvera des malades et une honnête aisance.

11° Imposer au médecin l'obligation de soigner gratis les pauvres et les indigents, en inscrivant son traitement sur le budget de la commune ou du département.

12° Venir en aide, avec les ressources de l'État, aux médecins chargés de surveiller les centres des populations dénuées de ressources.

13° Mettre ainsi en harmonie les droits du médecin et les besoins des classes laborieuses.

Les développements de ces conclusions se trouvent naturellement dans les trois chapitres précédents. Si les second et troisième présentent des appréciations inexactes ou des critiques mal fondées, la responsabilité m'en reviendra tout entière ; mais je n'en serai pas moins heureux d'avoir passé en revue, dans le premier, toutes les phases de l'organisation médico-chirurgicale de la Toscane. Les données sont positives, incontestables; à ce titre, elles méritent toute l'attention des hommes intéressés à mettre en tout et partout nos institutions à la hauteur des besoins de la société.

OPINIONS DES DIVERS ÉCRIVAINS.

Dr VALLEIX. — « Nous ne pouvons pas espérer voir s'introduire de bien longtemps dans nos écoles les améliorations si heureusement réalisées en Toscane. Si un jour on veut bien faire, votre travail sera là pour dire comment il faut faire. »

AMÉDÉE LATOUR (*Union médicale*). — « Le but évident et avoué, d'ailleurs, de cet opuscule, est de prouver que l'enseignement de la médecine est plus élevé, plus complet, plus logique, plus scientifique et plus pratique à la fois en Toscane qu'en France. Cette prétention surprendra beaucoup, surtout nos Parisiens, etc....

« ..... Il faut cependant nous habituer à cette idée, idée que M. de Pietra Santa vient d'exposer avec talent, avec une réserve pleine d'urbanité et un excellent ton de critique. »

P^r DEL PUNTA. — « ... Avendo trovato il vostro lavoro ben fatto, giusto razionale ed inspirato da buoni principj della vera ed utile pratica, ho creduto conveniente presentarlo da me stesso a vostro nome a S. A. I. e R. il Gran duca il quale ne è stato molto contento e ve ne ringrazia. »

A. DECHAMBRE (*Gazette médicale de Paris*). — « La brochure de M. de Pietra Santa, ce nous est un vrai plaisir de le reconnaitre, se distingue par un excellent ton de polémique et une évidence d'impartialité. »

Dr V. BALOCCHI (*Gazzetta medica Toscana*). — « Chi regge i destini della Francia mediti la questione importante che ha sollevato il d^r de Pietra Santa e noi siamo sicuri, che egli si sentira spinto irresistibilmente a si nobile impresa della quale i posteri saranno riconoscenti al fondatore ed a promotore. »

Extrait de la Gazette médicale de Paris.

« Apprécier théoriquement ou par les résultats effectifs le mérite d'une institution de haut enseignement, n'est pas chose aussi simple qu'on se plaî communément à l'imaginer. Une première difficulté consiste à bien dégager ce qui caractérise essentiellement l'institution, ce qui en marque l'esprit, les tendances, ce qui en spécialise le mécanisme, de tous les éléments accessoirement susceptibles ou de la fortifier ou de l'énerver. Il importerait, en d'autres termes, de bien discerner le *but* pour diriger l'appréciation vers son objet véritable, et de distinguer, parmi les *moyens*, ceux qui s'adaptent directement au but, de ceux qui n'ont avec lui aucun rapport nécessaire. Voilà pour la théorie. Quant à la pratique, l'épreuve est plus délicate encore. Il en est des institutions comme des lois et des mœurs ou, pour dire plus encore, comme des animaux et des plantes : elles ne peuvent être semblables ni enfanter les mêmes produits dans tous les pays. Là, par exemple, où les doctrines sociales tendront à faire pénétrer l'éducation dans les couches profondes de la population, là où le principe de l'éducation à bon marché, voire même gratuite, aura poussé de profondes racines, on substituera volontiers la prééminence du travail et de l'intelligence à la prééminence de la fortune, et l'on préférera conséquemment au système des longues études, entraînant de grandes dépenses, le système des études fortes, garanties par la sévérité et la multiplicité des épreuves. Le système d'éducation pourra varier encore dans sa constitution, et variera nécessairement dans ses résultats, suivant les ressources d'instruction disponibles : dans l'espèce, par exemple, suivant que le service des hôpitaux sera actif ou languissant, que les amphithéâtres fourniront ou non des matériaux suffisants à l'étude anatomique, etc. De même, l'action des maîtres sur les élèves ne saurait être la même dans une école peu nombreuse, où le contact entre les uns et les autres est tout à fait direct, où les noms, les visages, les habitudes de vie sont également connus, et dans ces grandes pépinières comme on en voit à Paris, où la plupart des étudiants passent *incognito* à travers toute la filière des études.

» Ces quelques remarques nous sont suggérées par la brochure de M. Prosper de Pietra Santa. Notre confrère, en effet, ne nous paraît pas s'être assez préoccupé de cette diversité de conditions dans le parallèle qu'il a tracé de l'enseignement médical de Toscane et de l'enseignement de France, et où celui-ci, disons-le tout de suite, ne joue pas le beau rôle. Et tout d'abord, il eût été juste de reconnaître que cet enseignement de Toscane, si supérieur, si complet, si bien coordonné, est un don tout nouveau du grand-duc, dont nous avons fait en partie les frais ; de même qu'on propose encore aujourd'hui d'instituer en Toscane des lycées nationaux, semblables aux lycées de France, dont on sortirait avec le grade de bachelier ès lettres. L'institution du concours pour le recrutement du professorat, celle d'élèves internes, celle de chefs de clinique, de prosecteurs, de chefs de travaux anatomiques sont, si nous ne nous trompons, fort connues chez nous. La distribution des matières de l'enseignement ne nous fait pas non plus l'effet d'être tirée du Kamtchatka. Mais il est très vrai qu'en passant dans la Toscane, nos institutions ont subi des modifications importantes, qui ont eu deux buts principaux : l'un d'élever le niveau de l'éducation médicale en la prolongeant ; l'autre d'en développer davantage le côté pratique. Comme ces modifications auront toujours, aux yeux du lecteur, un intérêt historique, nous les lui expliquerons brièvement.

» Après un examen *assez superficiel*, dit l'auteur, sur les éléments de la philosophie, des mathématiques et de la littérature latine, les élèves sont admis à l'université de Pise où *cinq années d'études* doivent les initier à toutes les branches de la médecine et de la chirurgie, ainsi qu'aux sciences auxiliaires. Les deux premières années sont consacrées à l'étude de l'histoire naturelle médicale, de la physique, de la chimie et de la botanique ; on y joint seulement dans la seconde année des notions *élémentaires* d'anatomie et de physiologie. A la fin de cette année, l'élève passe un premier examen qui roule uniquement sur les sciences auxiliaires. Dans la troisième année, on complète l'enseignement de l'anatomie et de la physiologie, et l'on aborde les premiers éléments de la médecine interne et externe ; vient alors le deuxième examen sur l'anatomie et la physiologie. La quatrième année est consacrée à l'étude plus approfondie de la médecine et de la chirurgie et à celle de la thérapeutique, de l'hygiène et de la médecine légale. Elle se termine par le troisième examen, portant sur les mêmes objets. Enfin, dans la cinquième année, c'est le tour de la clinique interne et externe, des accouchements et de l'histoire de la médecine, formant la matière du quatrième et dernier examen, qui emporte le titre de docteur. Mais ce n'est pas tout, et voici le trait caractéristique de l'enseignement toscan. Reçu docteur à l'université de Pise, l'étudiant doit faire un stage à une école dite *de perfectionnement*, dont le siége est à Florence. Un même établissement, l'*Arcispedale* (archi-hôpital) *di Santa-Maria-Nuova*, offre réunis amphithéâtres, cliniques, musées, salles de dissection, bibliothèque, jardin botanique, laboratoire de chimie. Le stage est de deux années scolaires de neuf mois chacune. Indépendamment des cours théoriques sur la pathologie médicale et chirurgicale, les accouchements, l'anatomie des régions, l'anatomie pathologique, l'embryologie, la thérapeutique générale, la chimie organique et médico-légale, l'école de perfectionnement donne des cours de clinique générale sur les maladies internes et externes et de cliniques spéciales sur les maladies vénériennes, les maladies des yeux, celles de la peau, l'orthopédie et l'aliénation mentale. Et tous ces cours, théoriques et cliniques, sont distribués de telle sorte que le même élève peut les suivre sans en manquer un seul. Les deux salles cliniques ne contiennent chacune que douze lits, mais les malades qui y sont admis sont choisis par le chef de clinique entre les plus intéressants de ceux qui se présentent dans les salles d'attente de l'hôpital. Chaque salle possède les instruments d'observation les plus usités (baromètre, thermomètre, etc.). De même qu'à Pise, il existe dans les hôpitaux de Florence des places d'internes données au concours. A la fin de la deuxième année de stage, le docteur qui peut produire des certificats d'assiduité délivrés par les professeurs eux-mêmes est admis aux examens de la *matricola* ou du libre exercice. Les examens ont lieu devant un jury spécial composé du *proto-medico* (médecin de S. A.), de deux professeurs de l'école, de deux médecins des hôpitaux, membres de l'Académie *medico-fisica* de Florence. Ils comprennent trois épreuves, relatives: la première (orale) à des questions de médecine, de chirurgie, de médecine légale et d'anatomie pathologique; la seconde (également orale) au diagnostic raisonné de trois maladies prises au hasard dans les salles de clinique; la troisième (thèse écrite) à un sujet choisi par le candidat et sur lequel il est argumenté.

» Les études médico-chirurgicales ont ainsi absorbé sept ans, dont cinq passés à l'université de Pise et deux à l'école complémentaire de Florence. Pendant toute leur durée, des dispositions spéciales sont prises pour faciliter l'instruction pratique de l'élève, en même temps que pour garantir son assiduité. Ainsi des registres sont ouverts à différentes époques de l'année, où chaque élève inscrit son nom et son adresse; le professeur, avant de commencer sa leçon, interroge au hasard les assistants sur la leçon précédente; au professeur d'anatomie est attaché un prosecteur chargé de grouper les élèves dans les salles de dissection, de surveiller les préparations; l'obligation de suivre le professeur au lit du malade est imposée aux élèves de quatrième et de cinquième année qui reçoivent, en outre le soir, des chefs de clinique interne et externe, des leçons pratiques de percussion, d'auscultation, d'analyse chimique et de petite chirurgie.

» Nous ne voulons pas dissimuler ce qu'il y a de bien conçu, de complet et d'harmonique, dans un tel système d'enseignement médical. Il est digne de la haute raison et de l'énergique volonté du prince qui a déjà réalisé en Toscane de si beaux travaux d'hygiène publique. Son but formellement exprimé lors de la réforme médicale a été de fortifier l'instruction pratique des élèves sans nuire à leur instruction théorique; on ne saurait y tendre par des moyens plus efficaces. Cette école de perfectionnement surtout, peuplée de jeunes gens qui ont parcouru toute l'échelle des connaissances médicales et déjà pourvus du titre de docteur, est à nos yeux une création excellente. Non seulement leur sens pratique doit s'y développer rapidement; mais encore et surtout le vaste programme qu'il leur faut parcourir pendant deux années entières les force à ressaisir de nouveau et à embrasser dans leur ensemble de nombreux ordres de connaissances qui, trop souvent, n'entrent l'un après l'autre dans l'esprit que par substitution, jusqu'à ce qu'il ne reste plus que l'objet quotidien de la méditation, à savoir les notions exclusivement médicales. L'élève se trouve ainsi frappé des rapports réciproques de toutes les notions par lesquelles on l'a forcé de passer, des lumières qu'elles se renvoient mutuellement, des ressources d'investigation qu'elles échangent, et la science lui apparaît enfin dans sa belle et féconde unité. Un enseignement bien dirigé, bien conforme aux vues de l'institution, s'adressant à un auditoire d'élite et peu nombreux, doit porter d'inappréciables fruits. Pour couronnement, l'indépendance de vues, si respectable après sept années d'études assidues, est garantie par la commission mixte qui forme le jury d'examen au sortir de l'école de perfectionnement. »

M. Dechambre s'applique ensuite à montrer que l'enseignement de Paris a une *tendance pratique*, tout comme celui de Pise et de Florence.

« On voudra bien remarquer, dit-il, que l'obligation du diplôme de bachelier ès sciences rend inutile chez nous une préparation de deux ans au premier examen. Les cinq années d'études à Pise doivent donc être réduites à quatre, pour rendre le parallèle équitable. A Paris, à Montpellier à Strasbourg, l'éducation médicale dure réellement cinq ans; seulement elle n'a pas de stage complémentaire; mais on comprendra facilement que c'est là une addition irréalisable dans les grands centres de population. Pour qu'elle ait toute son utilité, il lui faut des conditions comme celles dont elle jouit à Florence; il faut un second enseignement complet, puisqu'il a une destination particulière, plus élevé que le premier, et combiné dans toutes ses parties, de manière que l'élève puisse le mettre à profit sans en perdre une parcelle. C'est sans doute la nécessité d'une double faculté pour une même catégorie d'élèves qui a forcé à séparer l'école de perfectionnement de l'université, à mettre la première à Pise et la seconde à Florence. Or, comprend-on une émigration à jour fixe des élèves de Paris? Où les envoyer? Ils doivent, nous le répétons, trouver dans la ville qui les recevra un enseignement supérieur à celui de leurs premières années, et de grandes ressources d'instruction. Est-ce possible en France? Ou bien, veut-on que l'école complémentaire reste à Paris? Qu'on juge, par les détails donnés plus haut, des nécessités d'une telle organisation, et l'on verra ce qu'elle emprunterait de difficultés au grand nombre des étudiants et au voisinage d'une Faculté déjà considérable. L'enseignement actuel, si l'on y prend garde, est allé au-devant de tous les besoins qu'a voulu satisfaire l'école complémentaire de Florence. Un arrêté du ministre de l'instruction publique, rendu en 1846, renferme une disposition spéciale qui a pour but précisément de prévenir l'oubli successif des notions enseignées: les examens ne peuvent être subis qu'après la *seizième* inscription. L'élève est, par conséquent, obligé de parcourir en peu de temps le cercle entier de l'enseignement. De plus, ce que l'enseignement de France ne lui offre pas dans un *archi-hôpital*, il le met à sa disposition dans tout le cours de ses études : école de chimie, école de dissection, jardin botanique, musées de toute espèce, bibliothèques, etc. Tout cela, en vérité, ne constitue pas de minces ressources à qui veut perfectionner son éducation pratique. Cet examen clinique et cette thèse, qui sont les épreuves capitales de l'école complémentaire, l'enseignement de France les renferme et y tient, on peut le dire, rigoureusement la main. On peut le demander à tous les élèves : le *cinquième* est devenu pour eux un épouvantail.

» Nous ne prétendons pas que ce système vaille théoriquement celui d'une école complémentaire ; car nous avons pour ce dernier, s'il faut le dire, un faible assez marqué. Nous n'arguons, en faveur de notre pays, que des difficultés d'application. Nous sommes d'autant plus à l'aise dans cette réserve, que nous avions nous-même plusieurs fois rêvé un perfectionnement de ce genre, ignorant qu'il eût été réalisé quelque part. Tout ce que nous avons voulu établir, c'est que les facultés de France ne comprennent pas l'enseignement d'une autre façon que l'université toscane, et qu'elles font tout ce qui paraît possible aujourd'hui pour en élever le niveau et en assurer le caractère pratique...... A. DECHAMBRE. »

Paris, 17 juillet 1852.

Extrait de la Gazette médicale de Paris.

À M. le docteur A. Dechambre, rédacteur de la GAZETTE MÉDICALE.

Monsieur et très honoré confrère,

Permettez-moi de vous remercier tout d'abord de l'obligeance que vous avez eue de consacrer le feuilleton de la *Gazette médicale* du 17 à l'examen de ma brochure sur l'enseignement médical en Toscane et en France : je ne vous suivrai pas, très honoré confrère, dans les réflexions qui en forment l'exorde : la lutte entre nous serait inégale ; je préfère aborder immédiatement la question. Sur ce terrain j'ai mes coudées plus franches, car ma conviction est le résultat d'une étude approfondie de la matière.

Le but que je voulais atteindre par ma publication était manifestement celui d'*éveiller l'attention du gouvernement sur les réformes compatibles avec les circonstances actuelles* ; les moyens consistaient :

1° A démontrer que l'enseignement médical de la Toscane était complet et bien coordonné.

2° A faire voir que celui de la France réclamait de sages améliorations. J'examinais de mon mieux les questions qui s'y rattachaient, je formulais quelques conclusions à titre de jalons, et je terminais en disant : « Si mon » travail présente, dans les deux derniers chapitres, des appréciations » inexactes ou des critiques mal fondées, la responsabilité m'en reviendra » tout entière; mais je n'en serai pas moins heureux d'avoir passé en revue, » dans le premier chapitre, toutes les phases de l'organisation médico-chi- » rurgicale en Toscane. Les données sont positives, incontestables; à ce » titre, elles méritent l'attention des hommes intéressés à mettre en tout » et partout nos institutions à la hauteur des besoins de la société! »

Ai-je trop présumé de mes forces? Me suis-je embarqué trop à la légère sur cette mer capricieuse de la critique? Je ne le pense pas, et j'en trouve la preuve, très honoré confrère, dans votre analyse, qui forme le complément, le résumé lumineux des idées que je m'efforce de faire prévaloir.

A la demande que vous vous adressez : L'enseignement de la Toscane est-il aussi supérieur, aussi complet, aussi sagement coordonné qu'on l'avance? vous répondez :

« Il est très vrai qu'en passant par la Toscane nos institutions ont subi » des modifications importantes qui ont eu deux buts principaux, l'un d'éle- » ver le niveau de l'éducation médicale en la prolongeant, l'autre d'en dé- » velopper davantage le côté pratique. »

Et plus bas : « Nous ne voulons pas dissimuler ce qu'il y a de bien » conçu, de complet et d'harmonique dans un tel système d'enseignement » médical. Cette école de perfectionnement surtout, peuplée de jeunes gens » qui ont parcouru toute l'échelle des connaissances médicales et déjà pour- » vus du titre de docteur, est à nos yeux une création excellente. »

Je prends acte de la déclaration, très honoré confrère; votre pensée est exprimée d'une manière plus claire, plus saisissante, mais nous nous trouvons d'accord sur ce point : l'éloge est mérité.

Laissez-moi m'applaudir de votre approbation ; car à un jour donné, cette question trouvera en vous un athlète vigoureux et convaincu.

Unis dans l'éloge, serions-nous aussi séparés qu'on pourrait le croire dans ce que vous appelez le blâme?

J'avais espéré que vous auriez rendu justice à mes intentions et à la manière dont j'avais formulé mes critiques : c'étaient des faits simplement énoncés, dépouillés de toute personnalité. J'ai toujours lieu de les croire fondés ; car vous ne les abordez pas, et vous n'invoquez que la difficulté d'appliquer les principes qui caractérisent l'institution toscane.

Il me semble que nous sortons ici de la question.

Si vous reconnaissez qu'en réalité l'élève fait cinq années d'études, il faut distribuer autrement, dans ces cinq années, l'enseignement qui devait en comprendre quatre.

Si, dans cette grande pépinière de Paris, l'étudiant passe incognito à travers la filière des études, il est nécessaire de multiplier les points de contact entre lui et ses maîtres.

Dans le plus grand nombre des cas, il est incontestable que, malgré l'innovation très utile des examens de fin d'année, malgré la multiplicité des épreuves probatoires, malgré la rigueur du *cinquième,* le jeune docteur, au sortir de l'école, ne peut par lui-même diriger une maladie tant soit peu sérieuse.

Dans l'espèce cependant, on voit de jeunes docteurs très instruits, plus instruits même que les stagiaires de Florence, car ils ont un champ d'observation plus vaste ; ils peuvent profiter des lumières qu'on chercherait vainement ailleurs : hôpitaux riches en cas variés, sociétés savantes, académies où s'élaborent toutes les idées, où viennent se développer toutes les découvertes, se perfectionner toutes les théories.

Mais comment se fait l'éducation de ces jeunes gens ? Arrivés par concours à l'externat, puis à l'internat, puis à des places d'aides, de prosecteurs, dans des positions modestes qui augmentent leur modeste pécule, ils se perfectionnent par un travail incessant, et ils n'affrontent les épreuves du doctorat que la sixième ou la septième année.

Ceux-là ne sont pas embarrassés au lit du malade ; leur bagage scientifique n'est pas léger. Eux seuls forment le contingent des médecins du Bureau central, des professeurs agrégés de la Faculté. Perpétuant les principes d'hommes qu'on nous a appris à aimer et à suivre, ils portent haut et ferme le drapeau de l'école de Paris.

Eh bien, ce qui est l'exception doit devenir la règle ; ce que le jeune homme studieux fait par lui-même, une bonne administration doit tenir à ce que tous le fassent.

Surveillez constamment l'éducation médicale de tous ; dirigez-la ; rendez-la très satisfaisante, et si un pays qui est à nos portes possède une institution médicale meilleure, suivez son exemple.

L'argumentation de ne pouvoir réaliser dans un grand pays ce qui se pratique dans un petit duché peut être une difficulté, elle ne constitue pas une impossibilité.

Mon Dieu, ayons le courage de le reconnaître, notre organisation médicale est complétement à refondre ; elle devra l'être sur ces deux bases : beaucoup exiger de l'élève avant de le recevoir docteur ayant droit de libre pratique ;

lui faciliter des moyens assurés d'une existence honorable dès qu'il aura payé à la société sa dette de science et de connaissances acquises.

En 1840, on a complété un système d'écoles préparatoires de médecine. Je n'ai pas par-devers moi les éléments nécessaires pour établir si ces écoles ont donné des résultats satisfaisants ; mais, si je dois en croire quelques indiscrétions, elles n'ont pas répondu aux avantages que l'on s'en était promis.

En remplaçant ces écoles multipliées sur tous les coins de la France par six à huit facultés formant des docteurs dont le stage s'accomplirait dans les grands centres, Paris, Montpellier, Strasbourg, n'obtiendrait-on pas des médecins et plus instruits et plus familiarisés avec la maladie? Sans doute il faudrait donner à la Faculté une organisation différente, mais les positions acquises seraient respectées ; à part quelques modifications, la Faculté de médecine actuelle formerait le personnel de l'école de perfectionnement, et dans les professeurs de l'école pratique, de cette institution qui fonctionne à côté de la Faculté et sous son patronage, on trouverait des maîtres distingués pour la faculté nouvelle.

Si un grand centre comme Paris offre des difficultés d'une part, il offre aussi des ressources que l'on chercherait en vain ailleurs. En attachant, par exemple, les élèves de la Faculté au service de l'Hôtel-Dieu et de la Pitié, on réserverait pour les stagiaires ceux de l'hôpital des Cliniques et de la Charité. On adapterait facilement ces deux localités à leur nouvelle destination, et avec les dépendances de l'École de médecine, ils offriraient un centre avec toutes les conditions requises de salles de dissection, musées, bibliothèque, cliniques générales et spéciales.

Le nombre des élèves n'est pas d'ailleurs si considérable. De 1845 à 1850, le total des inscriptions s'est élevé à 1,320, moyenne 264, et celui des thèses de 1840 à 1850, à 2,850 ce qui forme une moyenne annuelle de 285 : 285 stagiaires pour l'école de perfectionnement, ce n'est pas exorbitant !

Cette réforme peut-elle être l'œuvre d'un jour ? Non, sans doute. A chaque heure, à chaque individu sa tâche. La mienne était de montrer l'excellence de l'institution médicale de la Toscane. A d'autres le soin de vaincre les obstacles inhérents à une grande accumulation d'élèves tout en profitant des nombreuses ressources qu'offre ce grand centre de lumières qui répand ses rayons bienfaisants jusque dans les contrées les plus éloignées.

Pour être très ardue, cette nouvelle tâche doit sourire à l'écrivain habile qui trouve excellente la création d'une école de complément et de perfectionnement.

Agréez, etc.   Dr PROSPER DE PIETRA SANTA.

RÉFLEXIONS DE M. LE DOCTEUR DECHAMBRE.

Notre honorable correspondant serait dans une bien grande erreur si sérieusement il ne nous croyait pas jaloux de rendre justice *à ses intentions*
aussi bien qu'*à la manière dont il a formulé ses critiques* contre la Faculté de
Paris. Sa brochure, ce nous est un vrai plaisir de le reconnaître, se distingue
par un excellent ton de polémique et une évidence d'impartialité. Quelle
apparence d'ailleurs que M. Pietra Santa, qui exerce à Paris, songe à déprécier
nos Facultés au profit des écoles de Toscane, à sacrifier, pour ainsi dire, sa
mère adoptive à sa nourrice ? Quelques mots lui expliqueront pourquoi nous
ne l'avons pas suivi dans toutes ses critiques.

Nous l'avions dit au commencement de notre article, il y a bien des
choses à considérer dans une institution d'enseignement : les principes
d'abord, la tendance générale, ici plus théorique, là plus pratique; puis
le mode d'application qui doit nécessairement se plier aux circonstances
locales ; puis certaines dispositions accessoires, purement réglementaires et
formant en quelque sorte la *discipline* de l'institution. Nous ne nous étions
pas proposé l'étude détaillée et minutieuse de ces trois éléments. On nous
disait : Il y a de l'autre côté des Alpes un enseignement très complet, très
solide, très pratique; imitez-le. Nous avons dû d'abord revendiquer pour la
France, à qui on les avait empruntés, certains traits de cet enseignement ;
puis il nous a été facile de montrer que la pensée fondamentale, le but es-
sentiel de l'institution avaient été les mêmes en Toscane et en France, que
les moyens seuls avaient différé et que la différence avait tenu à celle des
milieux. L'esprit général de la brochure se trouvait ainsi mis à jour, com-
menté et expliqué à notre manière. Il était entendu que nous étions très
sympathique aux principes de l'institution toscane, qu'ils pouvaient être et
étaient appliqués en France, mais non de la même manière et par les mêmes
procédés. L'objet de notre appréciation n'allait pas au delà.

Ainsi, sur les points capitaux, *nous ne sortions pas de la question* ; sur les
points accessoires, nous évitions d'y entrer.

Ceci expliqué, nous suivrons volontiers l'auteur plus loin, comme nous y
convie sa nouvelle lettre, en laissant pourtant de côté les passages relatifs au
remaniement intégral de notre organisation médicale et à la disparate des
doctrines, passages qui soulèvent des points de vue étrangers, suivant nous,
au débat actuel. Il insiste : 1° sur les vices de l'enseignement de Paris;
2° sur la nécessité d'établir des écoles complémentaires.

L'enseignement de Paris pèche, dit-on, par l'isolement réciproque des
maîtres et des élèves; ceux-ci, abandonnés à eux-mêmes, n'attrapent qu'au

hasard la manne distribuée du haut de la chaire. Oui, le mal existe, quoique moins grand qu'on ne l'a fait; mais il nous est impossible de ne pas rappeler qu'il est déjà atténué par tous les intermédiaires placés par la Faculté même tout à côté des élèves pour les guider et les surveiller, aides, prosecteurs, chefs de clinique, etc. Puis le vrai remède est-il indiqué dans la brochure de M. Pietra-Santa? Voyons. Quelle est la vraie cause de ce défaut de communauté? Le trop grand nombre d'élèves. Vous aurez beau faire *une distribution plus pratique des cours, augmenter le nombre des leçons que chaque professeur fait dans l'année, réduire le nombre des lits dans les salles de clinique*, transporter les leçons de clinique et d'amphithéâtre *au lit du malade*, vous ne ferez pas que le professeur puisse répartir chaque jour, entre tous également, l'instruction qu'il leur doit. La multitude d'élèves inscrits pour le cours théorique l'empêche de connaître seulement leurs visages; la foule qui assiège les lits de la clinique ne lui défend pas d'établir entre elle et lui des rapports assez étroits, parce que la composition de l'auditoire est réglée par une sorte d'adoption du maître par l'élève et ne varie pas beaucoup pendant une certaine période de temps; mais il ne peut les admettre tous également à l'observation du même malade. *Dans l'état actuel des choses*, les vingt-quatre lits par salle, demandés par l'auteur, seraient tout à fait insuffisants; il suffit d'entrer dans une clinique de la Faculté pour s'en assurer. Afin de se ménager la possibilité d'examiner fructueusement quelques malades, les élèves repoussés d'un lit devancent le professeur et vont l'attendre à un lit plus éloigné. Ils se partagent ainsi les sujets d'observation, de telle sorte qu'une centaine de sujets n'en fournissent peut-être pas douze ou quinze à chaque groupe d'observateurs. Et c'est pour la même raison, pour que la parole du maître arrive à tous, pour que les éléments du diagnostic et du traitement soient posés en présence de tous, que la leçon est faite à l'amphithéâtre. Ce mode d'enseigner est tellement une nécessité de circonstance, que dans des facultés moins populeuses, la clinique a lieu souvent au lit du malade. C'est, par exemple, l'habitude constante du professeur Fuster (de Montpellier). C'est une pratique souvent suivie à Strasbourg, sans préjudice toutefois de la leçon à l'amphithéâtre. Comment donc parer aux inconvénients que nous venons de rappeler? Il n'y a que deux moyens bien efficaces : augmenter le nombre des chaires de clinique, ou éparpiller davantage les élèves en multipliant les facultés.

Multiplier les facultés, c'est aussi ce que demande M. Pietra Santa, mais dans sa réponse et non dans sa brochure. Nous n'étions donc pas obligé d'en parler, et nous ne l'avons pas fait, parce que cette question seule se prête à bien d'autres considérations. Dans l'esprit de l'auteur, d'ailleurs, la nouvelle création se lie seulement, comme conséquence, à l'établissement d'une école complémentaire. Nous persistons à croire que la cohabitation de deux écoles dans la même ville aurait les plus graves inconvénients, et que le nombre des stagiaires fournis par une faculté comme celle de Paris, qui monterait, non pas à 285, comme le dit l'auteur, mais au double, puisque le stage serait de deux ans, rendrait difficilement praticables, soit l'établissement voisin d'une école complémentaire, soit l'émigration dans une autre ville; que l'émigration aurait, de plus, l'inconvénient de faire passer les élèves d'un grand centre d'activité scientifique dans un milieu moins richement pourvu. L'imitation de la Toscane emporterait nécessairement, selon nous, le transport des Facultés hors des grands centres de population, qui seraient réservés exclusivement au stage. C'est le seul système logique; ce serait le seul véritablement efficace. Mais, nous le répétons, l'éloignement des élèves, pendant cinq ans, des lieux où se concentre l'activité scientifique, où abondent les moyens d'éducation, où fermente l'émulation, soulève des difficultés qui mériteraient un examen spécial. L'occasion nous en sera peut-être offerte quelque jour. Ce que nous voulons dire quant à présent, c'est que ces difficultés sont inhérentes aux conditions de localité et ne se sont pas présentées en Toscane.

Paris, 21 août 1852.

————————

Extrait de la Revue médicale.

Il y a quelques mois, dans une brochure que la presse médicale a bien voulu accueillir avec faveur, nous cherchions à prouver « que notre organi- » sation médicale est complétement à refondre, qu'elle devra l'être sur ces » deux bases :

Beaucoup exiger de l'élève avant de le recevoir docteur ayant droit de libre pratique.

Lui faciliter les moyens assurés d'une existence honorable dès qu'il aura payé à la société sa dette de science et de connaissances acquises.

Se rangeant à notre opinion, M. le docteur Amédée Latour écrivait dans l'*Union* :

« Tout se tient et s'enchaîne en matière d'organisation médicale : amélio- » rer, élever et fortifier l'enseignement sans rien tenter en faveur de la » profession, c'est faire une grande injustice; amoindrir, au contraire, les » conditions d'aptitude, élargir l'entrée de la carrière sans prendre soin de » ceux qui doivent la parcourir, c'est non-seulement aussi une grande in- » justice professionnelle, mais encore une imprudence dont la société tout » entière peut avoir à souffrir. »

Pour atteindre notre but, au lieu de critiquer d'une manière inexorable ce qui se fait en France, nous avions pris le rôle d'historien, retracé fidèlement ce que nous avait offert la Toscane, examiné avec soin les phases de la sage et intelligente réforme due à l'initiative du grand-duc Léopold, et résumé notre pensée en ces mots :

« Les données sont positives, incontestables : à ce titre, elles méritent
» toute l'attention des hommes intéressés à mettre, en tout et partout, nos
» institutions à la hauteur des besoins de la société. »

Notre modeste appel a été entendu, et, aujourd'hui, M. le ministre de la guerre vient de charger M. le docteur Alquié, membre du conseil supérieur de santé des armées, directeur du Val-de-Grâce, de se rendre à Florence pour étudier sur les lieux l'organisation médico-chirurgicale actuelle, et examiner la possibilité de l'appliquer à l'école impériale de médecine militaire.

Nous applaudissons de cœur à une décision aussi sage qu'intelligente ; nous avons la conviction qu'elle est destinée à rendre d'importants services au pays ; et plein de confiance dans l'homme honoré d'une pareille mission, nous pouvons prédire à l'avance le succès de ses premiers essais.

Secouant le joug du *statu quo*, M. le ministre de l'instruction publique ne voudra pas rester en arrière ; il embrassera d'un coup d'œil calme et sévère, l'ensemble de nos institutions médicales, et il ne craindra pas de porter sur l'édifice la hache du démolisseur, certain de pouvoir le faire surgir de ses ruines plus complet, plus éclatant.

C'est dans les moments de toute-puissance que le progrès est facile à réaliser. Nous savons par expérience qu'il n'est alors besoin que d'une volonté énergique ; elle seule renverse les obstacles d'où qu'ils viennent : résistance des administrations hospitalières, routine des bureaux, mauvais vouloir de quelques professeurs intéressés à maintenir les vieilles coutumes du passé ; humeur des élèves et de leur famille, protestant contre la longueur des études et l'augmentation des dépenses, tout cédera devant ce besoin impérieux : utilité publique.

Écartant tout d'abord l'objection la plus grave faite à nos idées, de ne pouvoir réaliser dans un grand pays ce qui se pratique dans un petit duché, parce que si cela peut constituer une difficulté, ce n'est jamais une impossibilité, nous allons examiner en peu de mots les mesures qui nous paraissent les plus aptes à produire un tout harmonique, bien coordonné, solidement établi :

1° Augmentation du nombre des années d'études médico-chirurgicales.

2° Création d'une école de perfectionnement, où le docteur fera un stage préalable.

3° Institution des médecins communaux ou cantonaux, où le docteur trouvera avec une modeste aisance un avenir assuré.

Dans l'état de choses actuel, bien que le nombre des années d'études soit fixé à quatre, il s'élève, en réalité, à cinq, le jeune homme le plus zélé ne pouvant parcourir dans le premier laps de temps tout le programme officiel.

De là la nécessité de faire, sur cette base de cinq ans, une distribution plus pratique des cours.

En même temps, il est indispensable d'augmenter le nombre des leçons que le professeur fait chaque année, de favoriser une intimité de relations entre le maître et le disciple; de multiplier leurs points de contact.

Si l'on nous objecte que ce système donne cependant des médecins instruits, nous répondrons :

Oui, sans doute ! et même quelquefois plus instruits que les stagiaires de Florence, parce qu'ils ont, à Paris, un champ d'observation plus vaste, des hôpitaux riches en cas variés, des Académies où s'élaborent toutes les idées, des sociétés savantes où se développent toutes les découvertes, se perfectionnent toutes les théories. Mais, comme nous l'avons déjà dit, l'éducation médicale de ces élus se fait dans d'autres conditions, et ils ne se soumettent aux épreuves du doctorat que la sixième ou la septième année.

En demandant une école de perfectionnement, nous sommes d'accord avec les faits existants, et avec la logique de l'existence même de ces faits.

A toutes les époques, l'esprit humain a établi une distinction tranchée entre la théorie et la pratique ; et toujours on a admis, après les longues heures du travail de cabinet, la nécessité d'affronter le grand jour de l'application.

En sortant de l'école polytechnique, les officiers d'artillerie et de génie vont demander à l'école de Metz le complément de leur éducation, et les ingénieurs s'initient pendant trois ans, dans les écoles supérieures des ponts et chaussées et des mines, aux secrets du métier. En quittant les bancs de l'école de droit, avant de s'installer en maître sur ceux de la défense, le jeune avocat est soumis à un stage de deux ans. Pourquoi la même obligation ne serait-elle pas imposée au médecin?

N'est-il pas au su et au vu de tout le monde que, malgré l'innovation très utile des examens de fin d'année, malgré la multiplicité des épreuves probatoires, malgré la rigueur du cinquième examen, le jeune docteur, transporté tout à coup devant une maladie tant soit peu sérieuse, ne peut, pour la diriger, être livré à ses propres forces.

Notre spirituel et savant critique, le docteur Dechambre, envisage en ces termes cette proposition :

« Cette école de perfectionnement surtout, peuplée de jeunes gens qui ont

» parcouru toute l'échelle des connaissances médicales, et déjà pourvus du
» titre de docteur, est, à nos yeux, une création excellente.

» Non seulement leur sens pratique doit s'y développer rapidement, mais
» encore, et surtout, le vaste programme qu'il leur faut parcourir pendant
» deux années entières, les force à ressaisir de nouveau et à embrasser
» dans leur ensemble de nombreux ordres de connaissances qui, trop sou-
» vent, n'entrent l'une après l'autre que par substitution, jusqu'à ce qu'il
» ne reste plus que l'objet quotidien de la méditation à savoir, les notions
» exclusivement médicales. L'élève se trouve ainsi frappé des rapports réci-
» proques de toutes les notions par lesquelles on l'a forcé de passer, des
» lumières qu'elles se renvoient mutuellement, des ressources d'investiga-
» tion qu'elles échangent, et la science lui apparaît dans sa belle et féconde
» unité. »

Les cours de l'école de perfectionnement doivent comprendre deux an-
·nées. Le stagiaire doit y trouver, outre les cliniques générales (externes et
internes), outre des leçons pratiques sur la médecine légale, et des aperçus
ex professo sur l'histoire de la médecine, des cliniques spéciales (maladies
de la peau et des yeux, difformités, maladies mentales et syphilitiques, accouchements) où il pourra étudier les variétés de nos affections, et suivre,
dans leur traitement, les enseignements de la saine pratique.

Ces cliniques forment les éléments indispensables d'une bonne éducation.

Autant que faire se peut, les diverses leçons auront lieu dans un même
établissement ou dans des établissements contigus, afin de donner au stagiaire la possibilité matérielle de les suivre.

La création d'une école de perfectionnement une fois reconnue, comme
il serait impossible de concentrer sur elle les quatre cents docteurs reçus annuellement en France, il serait nécessaire de les multiplier; leur séjour
dans des grands centres de population formant une des conditions de leur
existence, on les établirait aux lieux mêmes où se trouvent les facultés actuelles, Paris, Montpellier, Strasbourg. Par contre, on transformerait six à
huit des écoles secondaires les plus prospères en facultés, où les élèves seraient reçus docteurs après leur cinq années d'études.

Jusqu'ici ces écoles n'ont pas donné de grands résultats. Le personnel
enseignant est toujours au complet, mais un auditoire considérable fait
souvent défaut, et les moyens d'instruction laissent quelquefois beaucoup
à désirer; nous nous bornerons à citer la rareté des malades.

En remplaçant ces écoles multipliées sur tous les coins de la France par
six ou huit facultés formant des docteurs, et en établissant le stage de ces
docteurs dans les grands centres, Paris, Montpellier, Strasbourg, n'obtiendrait-on pas des hommes plus instruits et plus familiarisés avec la maladie ?

Aujourd'hui les écoles préparatoires (à part quelques rares exceptions) végètent, et les facultés donnent beaucoup d'élèves d'une instruction faible et restreinte : dans le système que nous proposons, ces six facultés produiraient des docteurs en médecine, ces trois écoles de perfectionnement formeraient des médecins.

Nous avons l'intime conviction qu'un avenir plus ou moins éloigné nous réserve cette nouvelle création, seule compatible avec toute idée de réforme ou de progrès.

L'institution des médecins affectés à une localité (commune ou canton), est le corollaire de celle qui est relative à l'enseignement.

Des essais ont été heureusement tentés en Alsace, des essais dans le Midi : pour ne pas nous heurter contre les difficultés de détail, comme nous ne voulons pour le moment que démontrer la nécessité du principe, au lieu de donner une organisation complète de ce qui devrait être , nous préférons la suivre à l'œuvre dans un pays où elle existe depuis longtemps sous le titre modeste de : *Medici condotti.* »

Les considérations que l'on trouvera à ce sujet à la page 23 de notre brochure serviront, je l'espère, à démontrer la nécessité de l'institution nouvelle, et en nous résumant, nous pourrons de nouveau appeler l'attention du gouvernement sur :

1° L'augmentation des années d'études ;

2° La création d'une école de perfectionnement ;

3° L'institution des médecins d'une localité donnée.

Dr PROSPER DE PIETRA SANTA.

Paris, octobre 1852.

Extrait de la Gazette hebdomadaire.

M. le docteur de Pietra Santa, auteur d'une brochure sur l'*Enseignement médical en France et en Toscane*, a publié sur le même sujet, dans la *Patrie* du 20 septembre dernier, un nouveau travail où il veut bien, en des termes d'une bienveillance excessive, faire appel à mon opinion. Le passage qu'il reproduit, uniquement relatif aux avantages d'une école complémentaire d'enseignement médical, est tiré d'un article assez étendu, écrit précisément à l'occasion de la brochure de M. de Pietra Santa, et dans lequel j'essayais de faire ressortir les difficultés d'une application du système toscan à la France ; j'entendais à la France médicale actuelle, avec le mécanisme actuel de son enseignement, son programme d'études actuel, la constitution et la répartition actuelles de ses corps enseignants. L'étudiant toscan passe cinq ans à l'université de Pise, où il parcourt successivement toutes les branches de la science médicale, et acquiert tous les grades jusqu'au doctorat. Reçu docteur, il s'en va à Florence, où se trouve l'école *complémentaire* ou de *perfectionnement*. Là, dans un même établissement, l'*Arcispedale* (archihôpital) *di Santa-Maria-Nuova*, il trouve réunis amphithéâtres, cliniques, musées, salles de dissection, bibliothèque, jardin botanique, laboratoire de chimie et de physique. Après deux ans de stage pendant lesquels il lui a fallu revoir toute la médecine théorique et pratique, il est admis aux examens de la *matricola* ou du libre exercice. Or, tout en reconnaissant ce qu'il y a de bien conçu, de complet et d'harmonique dans un tel système, je faisais remarquer que, transplanté en France, il y serait incompatible avec le fonctionnement des institutions en vigueur ; que, par exemple, l'école complémentaire, avec toutes les sources et tous les moyens d'instruction qu'elle comporte, devrait siéger dans un grand centre de population, à Paris, sans doute, c'est-à-dire à côté d'une faculté qui a déjà besoin et qui use des mêmes ressources dont il faudrait doter l'école ; que deux enseignements de ce genre, l'un primant l'autre, dans une même localité, entraîneraient de nombreux et graves inconvénients ; qu'il y aurait nécessité de déloger la Faculté ; qu'il fallait voir d'ailleurs jusqu'à quel point cette sorte de dédoublement du degré supérieur de l'enseignement médical pouvait s'allier avec l'existence de nos écoles préparatoires. J'ajoutais, pour n'être pas injuste envers notre pays, qu'il avait fourni lui-même plus d'un rouage important au système toscan ; qu'il s'était préoccupé autant que Pise et Florence d'élever pour les médecins le niveau de l'éducation, de la rendre en même temps plus pratique, et avait réalisé sous ce rapport, depuis vingt ans, d'importantes améliorations.

Ces remarques, on le voit, n'étaient pas la condamnation de ce qui se pratique au delà des Alpes ; elles n'impliquaient pas l'impossibilité permanente d'une application à la France, elles montraient seulement que cette application ne pourrait être tentée sans un remaniement considérable de nos institutions. Si je dis maintenant que, depuis l'article dont il s'agit (juillet 1852), m'étant demandé sous quelles conditions pourrait être installé chez nous un système excellent en soi et déjà éprouvé, je suis arrivé à reconnaître les mêmes nécessités que M. de Pietra Santa, à concevoir les mêmes changements, à imaginer les mêmes créations ; si je dis cela, on comprendra aisément que je tienne à constater une communauté de vues, restreinte d'abord aux principes, et qui s'étend aujourd'hui à la pratique. Toutefois, je ne viens pas répéter l'article de la *Patrie*. Mes vues sur la réforme de l'enseignement portent au delà de la question actuelle ; elles comprennent la création d'une école de perfectionnement ; mais, de plus, elles en suivent les conséquences dans l'organisation future des facultés ; elles touchent à des besoins d'un autre ordre, à des retranchements, à des additions désirables dans le programme des études ; elles s'éclairent enfin de considérations spéciales. En sorte que ce que je voudrais, ce serait moins examiner la manière dont le système toscan pourrait être adapté à la France, qu'indiquer plus généralement les imperfections de l'enseignement français, et montrer comment il devrait être remanié, en faisant de l'institution supérieure de Florence la base fondamentale de cette grande innovation (1).

L'enseignement médical de France se donne dans vingt et une écoles préparatoires et trois facultés. Sur les cinq années d'études, deux peuvent être passées dans les écoles préparatoires.

Des examens dits *de fin d'année* ont lieu après la première, la seconde et la troisième année d'études. Les deux premiers peuvent être passés dans les écoles probatoires. Les examens *probatoires*, auxquels les élèves ne sont admis qu'après la seizième inscription (à la fin de la quatrième année), sont au nombre de cinq, non compris la *thèse inaugurale*, qui conduit droit au doctorat.

La Faculté de Paris a 26 professeurs et 24 agrégés en exercice ; celle de Montpellier, 17 professeurs et 14 agrégés ; celle de Strasbourg, 14 professeurs et 9 agrégés.

Chaque école préparatoire doit avoir 6 professeurs titulaires et 2 professeurs adjoints. Mais cette règle a été faussée presque partout, et l'on ne compte qu'un petit nombre d'écoles qui soient restées dans les prescriptions de l'ordonnance de 1840. Aucune n'a moins de 6 professeurs, mais beaucoup en ont davantage. Dans une ville de province où le nombre des chaires est considérable, relativement au personnel médical, l'ambition du professorat est naturellement très répandue. Pour la satisfaire dans ses expressions les plus légitimes, et aussi pour répondre à des services rendus, on a souvent augmenté le nombre des chaires ou doublé les titulaires d'une chaire spéciale. En ce moment, les *Annuaires de médecine* comptent plus de 160 professeurs d'écoles préparatoires au lieu de 126, chiffre normal. Quant aux adjoints, leur nombre n'a pas augmenté, par la raison bien simple qu'ils ont fourni le supplément de titulaires et ont été remplacés dans la mesure voulue. Ajoutez que chaque école est, en outre, nantie de chefs des travaux chimiques et anatomiques, parfois aussi de chefs de clinique. Ce n'est pas tout.

---

(1) Il y a plus d'un an qu'un haut fonctionnaire me demanda sur ces questions, pour la communiquer à M. le ministre de l'instruction publique, une note qui fut remise en effet, et qui se trouve sans doute encore dans les bureaux. C'est cette note qui sert de texte aux considérations suivantes.

Il y a dans beaucoup d'endroits des professeurs *suppléants*, outre les adjoints, voire même des professeurs *sans spécialité* (et probablement sans traitement). Il est telle école où l'on trouve réunis professeurs titulaires, professeurs adjoints, professeurs suppléants et professeurs sans spécialité, sans compter des professeurs honoraires.

Or, il est curieux de rechercher pour quelle proportion d'élèves fonctionne une machine aussi considérable et aussi compliquée. Sur environ 2,300 élèves aujourd'hui en cours d'études dans toute la France, les écoles préparatoires n'en renferment, en chiffres ronds, que 750 (pas même le tiers). La Faculté de Paris en absorbe à elle seule plus de 1,300 (1). Cette inégalité de répartition entre les grands centres et les écoles de province a cela de particulièrement grave, qu'elle tend à s'accroître. A l'époque du projet de loi Salvandy, en 1847, sur 1,875 élèves en cours d'études, 823 (pas plus de la moitié) appartenaient aux écoles préparatoires (*Exposé des motifs*). Les 1,052 élèves des facultés se distribuaient ainsi : à Paris, 800 ; à Montpellier, 175 ; à Strasbourg, 77. D'où l'on peut conclure que la masse des élèves en médecine se concentre de plus en plus dans les facultés, principalement à Paris, et goûte de moins en moins l'avantage, que leur laissent les écoles de province, de s'épargner un grand déplacement au début de leurs études. L'une des principales causes de ce mouvement est sans doute dans l'extrême facilité des communications.

Donc aujourd'hui, pour 750 étudiants répartis dans les écoles préparatoires, plus de 200 professeurs, tant titulaires qu'adjoints, tous rétribués, les premiers à 1,500 fr., les seconds à 1,000 fr. (2). Ce n'est pas *quatre élèves* pour un professeur, en négligeant l'armée des suppléants, des disponibles, des chefs de travaux, etc....

Les inconvénients d'un tel état de choses sont palpables. Encombrement d'élèves dans la Faculté de Paris, pénurie dans les établissements de province : deux excès opposés, également fàcheux, également préjudiciables aux intérêts les plus élevés de la jeunesse médicale.

Il ne m'appartient pas de caractériser le genre d'influence que peuvent exercer les séductions de la capitale sur une masse de jeunes gens nouvellement échappés à la discipline du collége, et très souvent disposés aux écarts de la politique et de la morale. Je le mentionne pourtant, parce qu'il est un des éléments de la question, élément considérable et qui doit être pesé dans les conseils du gouvernement. Mais j'insiste sur les conséquences qui touchent

(1) Je fais usage des chiffres relevés l'année dernière pour la note remise au ministre, dont il a été question plus haut : les légères variations qu'ils ont pu subir ne peuvent être ici de grande conséquence.

(2) Si quelques professeurs ne sont pas rétribués, ce que j'ignore, on n'y peut voir une justification de l'arbitraire, mais seulement une anomalie de plus.

directement à l'instruction. Dans une faculté comme celle de Paris, peu de rapports entre le maître et l'élève. Celui-ci n'est ni conseillé ni surveillé. L'appel nominal au commencement des leçons a dû être supprimé, parce qu'il était illusoire. Les chefs de clinique, les aides d'anatomie, les prosecteurs, les préparateurs de chimie, placés plus près de l'étudiant par leur âge et leur position, lui rendent sans doute d'incontestables services, et c'est là, pour l rappeler en passant, un des côtés par lesquels la France a devancé la Toscane dans le perfectionnement de l'éducation pratique ; mais ces guides officiels, ces espèces de moniteurs instruits et zélés, ne donnent pourtant d'avis qu'à ceux qui leur en demandent. L'école pratique de dissection et de chimie n'est pas obligatoire. En somme, pas de *direction* au sens strict du mot ; absence complète de discipline.

Cet abandon de l'élève à lui-même, à peu près inévitable dans un pareil milieu, a pour un de ses plus fâcheux effets la faiblesse des études cliniques ; car c'est surtout au lit du malade que l'action du professeur devrait être directe et immédiate. L'encombrement ne permet qu'à un petit nombre de s'approcher des lits, de s'exercer à l'emploi des moyens physiques de diagnostic ; il oblige le professeur à prendre seulement quelques notes qu'il va ensuite commenter, loin des sujets d'observation, dans l'amphithéâtre de l'hôpital. Les élèves *internes* seuls sont en position d'acquérir un peu d'expérience, et il n'y en a guère qu'une centaine. On aurait beau multiplier les cliniques (qui sont déjà au nombre de neuf), le mal ne disparaîtrait pas entièrement, parce qu'il y en a toujours deux ou trois vers lesquelles le talent du professeur, ou l'engouement des élèves, ou la commodité du lieu, attirent la foule.

Dans les écoles préparatoires, le tableau change, mais peu avantageusement. Là des amphithéâtres déserts, des cours *pour mémoire*. Un alanguissement forcé de la vie scientifique y éteint à la fois l'émulation de l'élève et l'ardeur du maître. Le professorat n'y donne pas, le plus souvent, la moitié de la considération qui serait due au mérite intrinsèque du titulaire. Ajoutez que ces écoles, laissées entièrement à la charge des villes où elles sont ouvertes, vivant en partie de subventions bénévolement accordées par les hospices et les conseils généraux, sont dans la situation la plus précaire. Leur existence est perpétuellement mise en question ; le gouvernement sera un jour ou l'autre, s'il veut les conserver, obligé de les convertir en établissements d'Etat, et cette intention était même formellement annoncée en 1847 par M. de Salvandy. Mais à la charge des communes ou à celle de l'Etat, elles entraîneront toujours des dépenses hors de proportion avec le but et avec les résultats.

Tels sont les inconvénients inhérents au mécanisme même de l'institution, et auxquels s'appliquerait spécialement le remède proposé par **M. de** Pietra Santa. Mais il en est d'autres, aux deux degrés de l'enseignement médical, qui réclament aussi une attention sérieuse.

Dans les facultés, de hautes parties de la science sont absolument délaissées ou classées d'une manière vicieuse. L'*histoire de la médecine*, la *philosophie médicale*, n'ont pas de chaires ; c'est spontanément, et en détournant un peu le but de son enseignement particulier, qu'un zélé professeur initie en ce moment même les élèves au passé de la science qu'ils doivent cultiver toute leur vie. La pathologie générale, qui est la synthèse de toutes les notions acquises, fait partie du *troisième* examen. Il est bien vrai que depuis 1846, les examens ne sont subis qu'après la seizième inscription, c'est-à-dire après quatre années d'études ; mais, l'ordre des études étant le même que celui des examens, c'est conséquemment dans la troisième année que l'élève assiste ou doit assister au cours de pathologie générale. Je ne sais si l'on rétablira jamais la chaire de chimie organique ; mais il est bon de rappeler, à tout événement, que la chimie organique, qui est une des faces les plus importantes de la physiologie, était enseignée aux élèves de *première* année, en même temps que la pharmacie et par le même professeur. On apprenait la composition de nos tissus et de nos humeurs avant de savoir ce qu'est une humeur ou un tissu.

Dans les écoles préparatoires où le séjour est de deux ans, juste le temps fixé aux élèves des facultés pour apprendre les sciences physiques, l'anatomie et la physiologie ; dans ces écoles, au sortir desquelles on doit commencer *ab ovo* l'étude de la pathologie interne et externe, on enseigne pourtant la médecine et la chirurgie théorique et pratique. On a entendu sans doute que cet enseignement serait élémentaire. Mais qu'arrive-t-il ? Que les professeurs, peu soucieux d'un privilége d'infériorité, ayant d'ailleurs le juste sentiment de leurs forces, ne consentent pas à le maintenir au-dessous de celui des facultés. Et la semence qu'ils distribuent ne fructifie pas, parce qu'elle est trop forte pour le terrain qui la reçoit.

De tout ce qui précède, il suit qu'un bon système d'enseignement devrait avoir pour but :

De prévenir l'agglomération des élèves sur un seul point ;

D'élever le niveau des études théoriques ;

De fortifier les études pratiques.

Voici comment je l'entendrais pour mon compte. Il va sans dire que ce n'est ici qu'une vue d'ensemble, dont il resterait à régler beaucoup de détails.

Le moyen principal consisterait, comme le demande M. de Pietra Santa, à créer des écoles *complémentaires* ou de *perfectionnement,* en multipliant les facultés : trois écoles de perfectionnement, dont une à Paris, une à Montpellier, une à Strasbourg ; six facultés dans le reste de la France, avec suppression des écoles préparatoires.

Les *facultés* donneraient à la fois l'enseignement didactique et l'enseignement clinique, le second devant incessamment contrôler le premier. Cet enseignement serait à peu près tel que les élèves le reçoivent aujourd'hui ; mais il serait réduit de cinq ans à quatre, au moyen d'une autre distribution des matières et de suppressions qui vont être spécifiées à l'instant. Cet espace de quatre années, le baccalauréat ès sciences étant exigé avant la première inscription, suffirait pour parcourir l'échelle modifiée des connaissances médicales.

Les *écoles de perfectionnement* donneraient l'enseignement *théorique* le plus élevé. On y créerait une chaire d'histoire de la médecine et de philosophie médicale ; une autre d'anatomie générale et comparée. La chaire de pathologie générale y serait transportée des facultés; celle de chimie organique, rétablie, passerait également aux écoles supérieures, en laissant au professeur de physiologie des facultés le soin d'en enseigner les premières notions. Les écoles donneraient encore l'enseignement *clinique*, mais plus solide que dans les facultés. Ici pas de chaires de pathologie didactique, mais seulement des chaires de clinique interne, externe et d'accouchement. Pas de leçons proprement dites sur les sciences physiques, l'anatomie descriptive, l'anatomie pathologique, la physiologie, les opérations, bandages et appareils; mais seulement des *démonstrations* et des *expériences* faites dans le laboratoire ou dans des amphithéâtres particuliers, sous la haute direction du professeur et avec l'assistance d'aides nommés au concours. Ces démonstrations et expériences, dont le caractère général pourrait être déterminé par un programme, auraient toujours en vue l'application directe à la pratique médicale ou chirurgicale, à l'hygiène, à la toxicologie, à la médecine légale. Le séjour dans les écoles complémentaires serait de deux ans.

L'élève emporterait de la faculté, après quatre examens et une thèse, le diplôme de docteur. Il n'obtiendrait le droit d'exercice qu'au sortir de l'école complémentaire, après des épreuves cliniques et expérimentales sur toutes les matières de l'enseignement.

La durée totale des études aurait été de six ans.

Notons, en passant, que depuis 1850, l'organisation de l'enseignement de la médecine militaire réalise une partie de ce système. Les jeunes gens reçus docteurs dans une faculté sont astreints à un stage dans l'école de perfectionnement du Val-de-Grâce. Le stage n'est que d'une année; mais les études pour le doctorat ayant déjà employé, dans l'état actuel des choses, cinq ans, le sacrifice de temps est précisément égal à celui que je voudrais voir imposer à tous les élèves indistinctement. Dorénavant le stage des médecins militaires serait porté à deux ans comme celui des médecins civils. Au sortir des facultés, où les uns et les autres auraient été confondus, les premiers entreraient au Val-de-Grâce, les seconds dans une des trois écoles supérieures.

Quelques mots seulement sur les résultats les plus clairs de ce système.

Les jeunes gens, au sortir du collége, retenus pendant quatre ans loin des attraits de la capitale, n'ont plus de raisons de préférer une Faculté à une autre, Amiens à Lille, Bordeaux à Marseille, etc. Au lieu de se masser sur un seul point, ils se distribuent à peu près également entre les diverses parties du territoire. Ils fournissent, en moyenne, quatre cents élèves environ par faculté, c'est-à-dire un nombre intermédiaire entre la pénurie qui nuit au prestige, à l'émulation, et l'encombrement qui met obstacle aux fortes études. La répartition de quatre cents jeunes gens entre les différents cours permet aisément le contact entre chaque professeur et ses auditeurs spéciaux ; elle permet aussi une discipline paternelle également propre à garantir l'assiduité des élèves et à guider leurs efforts. La clinique peut être faite *au lit du malade*, sans préjudice, si on le veut, de la leçon à l'amphithéâtre de l'hôpital ; chaque élève peut être individuellement exercé à l'emploi des moyens de diagnostic. Toutes les facultés ensemble ne versent pas annuellement, dans les écoles complémentaires, plus de trois cent cinquante à quatre cents docteurs : soit avec un stage de deux ans, de sept à huit cents en cours d'études. Avec une division des facultés en circonscriptions, comme il en existe maintenant pour les écoles préparatoires, en attachant, par exemple, deux facultés à chaque école supérieure, on assure entre les grands centres d'instruction médicale un équilibre qui, dans l'état actuel des choses, n'existe pas et ne saurait exister. Ne veut-on pas de circonscriptions? Paris ne peut toujours attirer, par année, qu'un nombre assez faible de jeunes gens, deux cents environ, déjà sérieux, déjà conscients de la dignité de leur profession. Une instruction solide les a préparés à pénétrer sans danger, sous une haute direction, dans les régions les plus élevées de la science ; ils revisent en deux ans toutes les matières de l'enseignement qui, trop souvent, se chassent de la mémoire les unes les autres successivement; ils acquièrent enfin l'expérience pratique que la plupart des docteurs d'aujourd'hui ne peuvent attendre que de la clientèle, — non pas à l'avantage des clients.

Si ces bases du projet étaient acceptées, il y aurait à rechercher quelles ont les six villes de France qui se prêteraient le mieux, par le nombre des ôpitaux, par le mouvement des malades, par la richesse des divers éléments d'instruction, laboratoires, jardins botaniques, collections, amphithéâtres, etc., à devenir le siége des facultés. L'embarras ne paraîtra pas grand quand on se rappellera que deux facultés fonctionnent depuis longtemps dans des villes de quarante à cinquante mille âmes. Il suffirait de quelques travaux d'appropriation dans des localités aujourd'hui en possession d'écoles préparatoires. J'ai nommé tout à l'heure Lille, Amiens, Bordeaux, Marseille. Je signale plus particulièrement Lyon, où le culte de la science se perpétue avec ardeur, et peut être si largement desservi; Lyon qui, en ce moment même, par la voix du conseil général, appelle pour la seconde fois dans son sein une faculté de médecine.

J'ose espérer que ces conditions ne porteront ombrage à personne. Loin de déprécier les professeurs des écoles préparatoires, je constate qu'ils n'ont pas, à un degré suffisant, l'emploi de leur mérite. La position de beaucoup d'entre eux ne serait pas atteinte, et pourrait être améliorée par le nouveau système : outre que la création de six facultés rendrait immédiatement disponibles un grand nombre de chaires, le corps d'agrégés placé près de chacune d'elles ouvrirait un large débouché à de justes ambitions. L'agrégation près d'une faculté, à la place d'une chaire de professeur dans une école préparatoire, ne passerait aux yeux de personne pour une dérogation.   D' A. DECHAMBRE.

Paris, octobre 1855.

Les *Ann. cliniq. de Montpellier* relèvent cette assertion émise par la *Gaz. hebdom. de médecine et de chirurgie* (n° 2, au feuilleton), que sur les 1052 élèves en médecine en cours d'études dans les trois facultés de France en 1847, 175 seulement appartenaient à Montpellier. L'erreur, si elle existe, est officielle; car nous nous en sommes rapporté à un document émané du gouvernement. C'est M. de Salvandy, ministre de l'instruction publique, qui a présenté ces chiffres devant la chambre des pairs. Mais nous ferons remarquer que notre honorable contradicteur, M. le professeur Alquié, ne compte lui-même que 189 inscriptions *régulières*.

Extrait de la Gazette médicale.

Après avoir fait l'éloge des visites cliniques de Lobstein et Gaspard Roux à Strasbourg, M. Michel Lévy compare les méthodes de ces deux maîtres à celles suivies dans d'autres écoles, et il trouve avec raison que la forme actuelle de l'enseignement clinique à Paris ne répond pas aux besoins du noviciat, au but et à la nature de l'institution. Aujourd'hui « la clinique agit moins et parle plus ; elle compte les minutes au lit du malade et oublie les heures dans le fauteuil du professorat. »

Une partie des docteurs parvient au terme de la scolarité sans avoir participé sérieusement à l'initiation pratique... il y a là une réforme commandée par l'intérêt de l'humanité, la dignité de l'art, la sincérité des études.

M. Lévy établit en termes précis la manière dont on doit faire une bonne clinique, puis il formule ses *desiderata* en ces termes : « Il faut aux élèves un enseignement progressif : cette indication ne peut être remplie que par l'établissement d'un cours de clinique élémentaire et un cours de clinique supérieure.

» Dans le premier stade de cette initiation pratique, ils seront appliqués à interroger les malades, constater les symptômes, les classer, les convertir en signes diagnostiques et pronostiques par la discussion de leurs rapports avec l'état matériel des organes et les causes connues ou présumées... Puis ils seront formés à rédiger des observations, à pratiquer des autopsies pour apprendre à discerner les lésions primitives, secondaires, vitales, cadavériques. Au terme de cette première phase, ils porteront une attention sérieuse sur les ressources de la matière médicale, et s'adonneront à l'art de formuler.

» A une clinique plus avancée, réservons les études étiologiques en présence des faits, les parties les plus ardues du diagnostic différentiel, les affections à siège indéterminé, les névroses, les maladies à réaction complexe, la prognose dans sa signification la plus élevée, la synthèse des faits similaires et analogues, la détermination des caractères épidémiques et des constitutions médicales, les expérimentations thérapeutiques dans la mesure que prescrit le saint respect de la vie humaine. Vers le terme de cette période, l'élève sera fréquemment substitué au maître et revêtu de cette robe de responsabilité morale, profondément adhérente à l'âme et à l'esprit, dont la robe doctorale est le symbole, moins la flottante ampleur et les vastes plis. »   Dr MICHEL LÉVY.

www.ingramcontent.com/pod-product-compliance
Lightning Source LLC
Chambersburg PA
CBHW071753240925
PP17089400001B/37